見捨てられた水俣病患者たち

救済を待つ人びと

水俣病不知火患者会
＋
北岡秀郎
【著】

花伝社

見捨てられた水俣病患者たち——救済を待つ人びと◆目次

苓北町
上天草市
天草市
◎倉岳町
八代市
◎黒岩
山江村
芦北町
球磨村
不知火海
津奈木町
長島町
水俣市
人吉市
◎布計
出水市
伊佐市
阿久根市
さつま町
湧水町
薩摩川内市

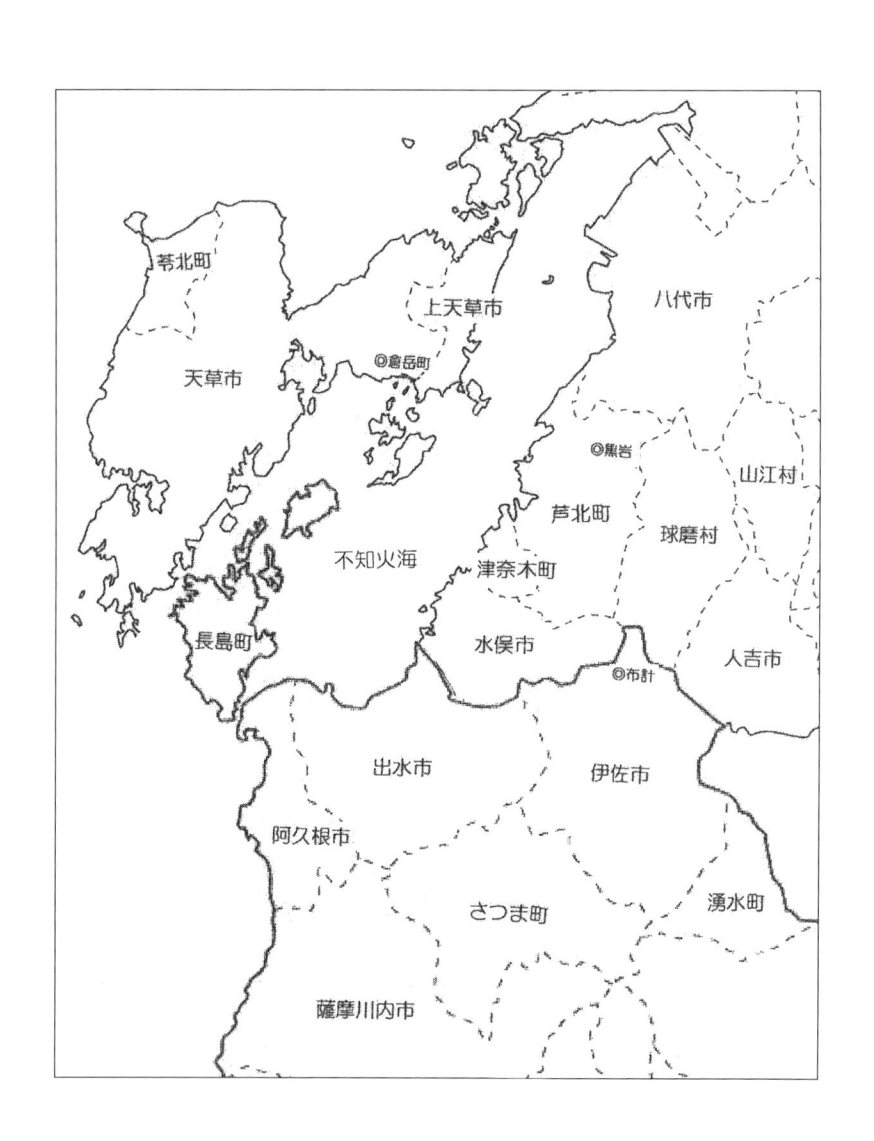

はじめに

一九五六（昭和三一）年に水俣病発生が確認されてから、六〇年を迎えた。もちろんそれ以前から発生していたことは、今では明らかになっている（公式記録でも患者第一号は一九五三（昭和二八）年発症）から、すでに六〇年は軽く超えている。熊本大学研究班の報告では、一九四一（昭和一六）年に胎児性患者と疑わしい例が指摘されてさえいる。それにもかかわらず、今だに被害者の「発見」が相次ぎ、名乗り出るものがあとを絶たない。

水俣病の直接の発生原因はチッソが排出したメチル化した有機水銀にあり、水俣病はそれらを含む工場排水が水俣湾内外の魚介類に取り込まれ、かつその魚介類を摂食した人に神経系を中心とした症状を引き起こしたもので、食物連鎖による中毒症状であることがわかっている。

そのような電気化学工業の発展は、政府の強力な政策的後押しで推進されたことは言うまでもなく、そのことは最高裁をはじめ、いくつかの地方裁判所でも認定された経過を持つ。つまり水俣病の発生拡大の過程で国には責任があることを裁判所は法的に認めていて、すでに決着がついている。加害企業チッソの発生責任は言うに及ばず、それを放置し拡大させた責任が国・熊本県にあることは、司法の上では確定している。

にもかかわらず、チッソは生産設備等の資産を子会社（別会社）に移してチッソ本体を消滅させ、解決責任を免脱しようとし、国は、水俣病被害者救済特別措置法というチッソの責任逃れを支援する内容を含む特別立法を推進しながら、一方では水俣病被害者と認められる範囲を狭めて、結果的に被害を小さく見せることに汲々としている。

これらのことが未だに水俣病問題が解決に至らない原因だ。水俣病の発生拡大にチッソ・国・熊本県の責任が問われ、今では「解決すべきなのにそれをしない責任」が問われている。

第1章　水俣病救済の歴史

（1）誰が水俣病か～認定制度の歴史

通常、疾病は症状を訴える患者が医師の診察を受け、医師は患者の周辺事情の聞き取りと診察を行い、自らの知識と経験から病名を診断する。その病名を与えられた患者は○○病患者となり、あとは病名に基づいて治療を施す。

ところが水俣病においてはそうはならない。

一九五六（昭和三一）年五月の公式確認を経て水俣市奇病対策委員会（水俣市役所衛生課、水俣市立病院、水俣保健所、医師会、チッソ付属病院）が発足した。それまでは各医師がそれぞれ病名をつけていた。

同委員会は各医師のそれぞれ手持ちのカルテを持ち寄り、同種患者のピックアップを行った。その結果を同年一二月一日に取りまとめた。同委員会は、拾い出された患者五二人を「水俣病」患者とした。五者の合意で決定した者を水保病患者と決定したのである。

この時から、水俣病患者の診断は集団で行うという認定「制度」が始まった。この集団認定制は初期の段階において、地域の関係諸機関が協力して患者の発見に努めるなど積極的な役割を果たした。ところが、同委員会での地域関係者による患者決定から、一九五九（昭和三四）年一二月に厚生省（当時）が水俣病患者診査協議会を設置すると様相が変わってくる。同協議会は、患者団体とチッソの間で結ばれる見舞金契約に基づいて見舞金受取者の決定を行った。

一九六三（昭和三八）年には厚生省（当時）が熊本県条例により水俣病患者審査会と改組し、同審査会は胎児性水俣病患者の認定に道を開いた。これらはいずれも法律の裏付を持った組織ではなかったが、一九六九（昭和四四）年に「公害に係る健康被害の救済に関する特別措置法」（以下、「公害健康被害救済法」という）が施行されると同法に基づいて公害健康被害者認定審査会が設置され、初めて法律の裏付を伴った患者審査制度となった。同法は水俣病などを公害病として認め、継続給付や医療費などの支給を定めている。

一九七一（昭和四六）年には全国での公害患者救済運動の盛り上がりの中で環境庁（当時）が開設され、水俣病認定における「環境庁事務次官通知」が出されると、救済患者の範囲拡大につながっていく。一九七四（昭和四九）年には「公害健康被害の補償等に関する法律」（以下、「公健法」とする）が成立した。だが、審査会はそのまま引き継がれた。つまり審査会で認められた者だけが水俣病患者とされるようになった。

この審査会の構成員は医学の専門家だけであった。このことはいかにも医学的で公正に運用され、

図１　原田医師作成の水銀被害モデル

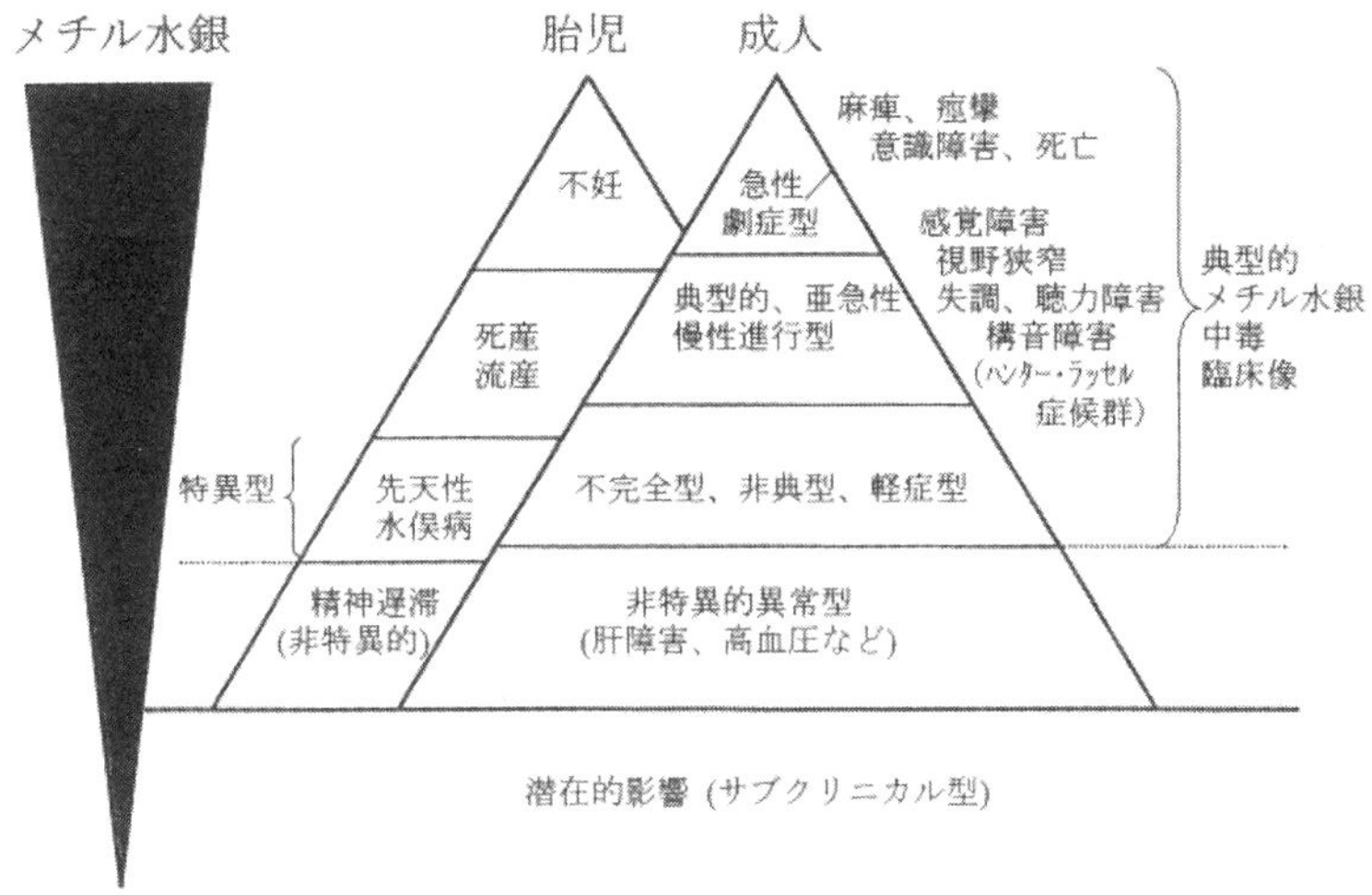

社会的要因が入り込む余地がないように見えるが、実際には逆に作用した。特に一九七三（昭和四八）年にチッソの加害責任を確定させた水俣病第一次訴訟判決を機に締結された補償協定によって、患者一人一六〇〇万円～一八〇〇万円の一時金等が支払われる時期になると、審査会委員が一六〇〇万円以上の「損害」を受けたと思われるものを「水俣病」と認定する方向に引きずられた。審査会委員は厳しく自己規制し、加害者のチッソや行政は「審査会が水俣病と認めていない」者は水俣病患者として扱わなかった。

ここに、建前と現実との間に理不尽で大きなかい離が生じた。一九七七（昭和五二年）年「環境保健部長通知」（判断条件）、一九七八（昭和五三）年「新事務次官通知」が出されると、認定される患者は極端に絞り込まれ、公健法に基づく認定制度は、制度としては存在するものの、事実上、被害者の補償には役立たないものとなってしまった。

（2）水保病訴訟

ア　現実に合った補償の実現を求め続けた水俣病訴訟

比較的重症の患者で、かつ他の疾患の症状では説明できない症状を持つ、いわば純粋な水俣病症状を持つものだけを「水俣病」患者として認定する（行政認定とよばれる）方向を強める審査会と一線を画し、現実には多数の水俣病被害者が存在することを認めさせ、補償を請求したのが水俣病第二次訴訟、同第三次訴訟である。

第二次訴訟は、一〇〇人余によって第一次訴訟の判決直前に提訴された。第一次訴訟の判決があっても後続する多数の被害者がいることをアピールすることも、その目的と考えられた。判決を間近にして注目を集めていた水俣病問題で、さらに社会に新たな波紋を呼んだことは間違いなかった。大量提訴、大量救済の路線の先駆けとなったものであるが、必ずしもその目的に沿うものにはならなかった。特に原告のほとんどが未認定患者であったことは、「水俣病とは何か」「水俣病の症状とは何か」という課題と直面せざるを得なかった。

ただ、訴訟進行途中で第一次訴訟勝訴の成果を反映した補償協定（一時金一六〇〇万円、一七〇〇万円、一八〇〇万円、それに医療費、療養手当（調整手当）をチッソが支給等）が原告側患者団体と被告チッソによって結ばれ、第一次訴訟原告外の認定患者にも適用されることになった。そのため第二次訴訟原告らも行政によって水俣病と認定されると次々に補償協定を結び裁判を取り下げた。

熊本地裁の判決時には一四人の未認定原告が残り、このうち一二人が水俣病と認められた。福岡高裁ではさらに認定が進み、残った四人に対して判決があったが、注目すべきは「行政の認定基準は狭すぎて実態に合わない」という画期的な言及があったことであった。チッソは上告せず、判決は確定した。ただ闘いの舞台は一九八〇（昭和五五）年五月に提訴された第三次訴訟に移っていた。

イ　水俣病第三次訴訟

第三次訴訟は被告にチッソだけでなく国・熊本県も加えて、水俣病の歴史上初めて国家賠償請求訴訟としてたたかわれた本格的な大量訴訟であった。直接の加害企業チッソに加え、生産を政策として奨励し、水俣病の発生以降も原因究明を怠り汚染を拡大させ救済を怠ったとして、行政の加害責任も問うたのである。熊本地裁をはじめ、東京、京都、福岡の各地裁、のちに福岡高裁でも原告約二〇〇〇人が一斉に審理されるというこの裁判は、全国の地方議会や首長が国に解決を迫るといった世論のたかまりのもと、各地の裁判所が次々に和解勧告を出した。

政府の介入もあって、チッソは「解決済み」とする態度を変化させ「最終解決」として一時金を支払い、行政が医療費・療養手当を支給するという政治解決が成立した。これにより原告はもちろん、全国で一万人を超える患者が救済対象となった。行政による患者の「大量切り捨て」に対抗する「大量救済」の幕開けであった。

当時この和解に乗らなかった水俣病関西訴訟（大阪地裁＝三七人）は、大阪高裁の判決を経て、最高裁判決を迎えた。二〇〇四（平成一六）年一〇月のことであった。その内容は、補償金の金額は補償協定には及ばなかったが、水俣病患者の定義について、審査会よりはるかに広義の解釈を採用した。同時に国・熊本県の行政責任を認める画期的なものであった。

判決の内容は意義深いものであったが、残念ながらこれを支える患者運動と国民世論の構築には至らず、広範な患者の救済には結びつかなかった。ただ判決の内容が伝えられるにつれ、「そのような症状は自分にもある」と、自らが水俣病患者であるという確信を持つ人たちが現れ始めた。この人たちが次のノーモア・ミナマタ国賠等訴訟を準備していくことになる。

ウ　ノーモア・ミナマタ国賠等訴訟

水俣病関西訴訟最高裁判決から一年後、判決以降に認定を申請していた者のうち、五〇人が熊本地裁に水俣病被害者として損害賠償請求訴訟を起こした。被告はチッソに加え、国、熊本県を相手にした国賠訴訟として起こされ、「ノーモア・ミナマタ国賠等請求訴訟」と名付けられた。熊本地裁に続き、東京地裁、大阪地裁にもその近域への移住者を原告として同様の訴訟が起こされた。三地裁の原告数は熊本地裁では二〇陣にわたって追加提訴されるなど全国で増え続け、最終的には約三〇〇〇人に達した。

この訴訟は、二〇一一（平成二三）年三月に、被告三者と原告の間で熊本地裁における和解が成立した。裁判上の和解に国が参加したのは初めてである。提訴当初、環境大臣が「和解はあり得ない」と強調していただけに、極めて画期的なことであった。この和解成立の条件となった「被害者の決定方法」では、原告の主張に沿ったかつてない方法がとられた。それは次に少し詳しく述べる。

（３）水俣病被害者救済特別措置法

ア　水俣病被害者救済特別措置法と呼ばれる法律

水俣病被害者救済特別措置法（以下、「特措法」という）は二〇〇九（平成二一）年七月八日に成立した（同月一五日施行）。その骨子は、

①被害の拡大を防止できなかった政府の責任を認めお詫びする。
②過去のメチル水銀の暴露（※曝露）を受けた可能性があり四肢末梢及び全身性の感覚障害を有するものに、一時金、医療費、療養手当を支給する。
③口周囲の触痛覚、舌の二点識別覚、求心性視野狭窄の症状も救済対象とする。
④三年以内をめどに救済対象者を確定し救済する。
⑤チッソを分社化する。親会社が持つ子会社の株譲渡は救済終了と市場の好転まで凍結する。

という内容であった。

この⑤のチッソ分社化をめぐって、患者団体のいくつかは強力に反発した。分社化は将来、被害者に補償責任を持つチッソ（親会社）が持つ子会社の株を売却し、救済資金をつくるというものだが、

実質的には生産設備などの資産を子会社に移して事実上の損失を受けないままに、法的には補償責任を持つチッソ（親会社）を消滅させてしまうというものであった。分社化自体は患者団体の反対にかかわらず法律に取り込まれたが、当初案に予定されていた公健法の指定地域解除は、盛り込ませなかった。

もともと特措法はノーモア・ミナマタ国賠等請求訴訟が提起され、同時に世論にも全国キャラバンなど創意を凝らして訴え、「多くの未救済被害者がいる」という国民の世論が後押しして、国会議員のなかでも放置し続けることはできなくなって救済の動きが始まり、議員立法となったものである。それまでは関係議員がそれぞれの立場で救済方法を模索していたが、裁判が進行していき判決が見通せる段階になると、にわかに具体化が図られるようになる。

しかし、国・チッソ側の抵抗も激しく、与野党入り乱れて様々な「救済策」が提案されては消えていった。その過程では、環境大臣の私的諮問機関「水俣病問題に係る私的懇談会」が、国の思惑とは違った被害者寄りの答申を発表し、国が追い込まれる一幕もあった。

イ　ノーモア・ミナマタ国賠等訴訟の影響

この時期、二〇〇五（平成一七）年一〇月に提訴されたノーモア・ミナマタ訴訟の二三回目の弁論を終え、ほぼ双方の立証は終了していた。そして和解解決に向けた進行協議に移っている（二〇〇九（平成二一）年一一月以降）時期である。この協議には当初、和解を強烈に拒否していた国も、国民世論の反撃にあって参加せざるを得ない事態に至っていた。その協議では「司法救済制度」の実現を迫る原告（被害者）側の主張を、裁判所もある程度考慮せざるを得ない状況がつくられていった。

事前協議の進行の結果、二〇一〇（平成二二）年一月二二日には熊本地裁が二三回目の口頭弁論で和解を勧告し、直ちに同日第一回目の和解協議が開始された。その後五回にわたる和解協議が進められ、同年三月一五日には熊本地裁から「所見」が示され、双方が受け入れて同月二九日には「基本合意」が成立した。この合意にもとづく救済判定作業を経て、翌二〇一一年三月二五日和解が成立した。

その内容は①四肢末梢の感覚障害のみならず全身性の表在感覚障害などを救済対象として救済要件を拡大した、②救済要件の判定機関として被害者側・加害者側の医師を同数含む「第三者委員会」方式を実現し、行政の判定権独占を打ち破ったこと、③医師団による共通診断書を公的診断と対等の判断資料とさせたこと、その結果として④三〇〇〇人に迫る大原告団の九割を超える救済率での大量救済を五年半で勝ち取ったこと、⑤天草をはじめ従来「対象地域外」とされてきた地域でも、対象地域の拡大や立証の努力によって相当の救済率を実現したこと、⑥水俣病の歴史上初めて昭和四四年以降の出生者からも救済対象者を出した。

これを原告側は高く評価した。この和解条項ではその第一項に、「被告国は、メチル水銀と健康影響との関係を明らかにすることを目的として、原告らを含む地域の関係者の協力や参加の下、最新の医学的知見を踏まえた調査研究を行うものとし、そのための手法開発を早急に開始するよう努める」という一文が取り込まれた。原告らの真の要求は「健康の回復」であり、この条項は、そのために国に対して努力義務を課したものと原告らは考えている。

国としては、裁判の和解による解決と特措法による解決に表面上差をつけるわけにはいかない。強力に進められる裁判所の和解協議に大きな影響を受けながら、一方では国・チッソ側の強力な主張もある中で、新しい救済策は検討されていった。

ノーモア・ミナマタ国賠等請求訴訟と特措法において、救済内容（一時金、療養手当、医療費）には差は設けられなかった。しかし、両者の間で決定的に異なったことは、①救済対象者の判定者、②判定する資料（診断書）の位置づけであった。判定者は裁判上の和解では、原告・被告双方の推薦する各二人の医師と委員長は双方が納得する者（合計五人）で組織され、裁判所の視野の下に置かれた。

これに対し特措法では、三県（熊本、鹿児島、新潟）内に設置された「判定委員会が判定する」という従来の加害者による判定のままだった。②の判定資料では、和解では原告が提出した「共通診断書」と行政の「公的診断」を同列に扱うことになったが、特措法ではそうはならなかった。これらのことが判定結果に影響したことはいうまでもないだろう。

当初、特措法が提出された際、水俣病不知火患者会（以下、「患者会」という）は法案成立に反対する運動を繰り広げた。それは法案に「チッソ分社化」を容認する項目を含めるべきではないというのが大きな理由であった。同時に、救済対象者の判定方法、救済内容等について当該被害者との協議や十分な審議もなく採決されたことも、不満を募らせたものである。

ただ成立した後は、分社化に枠をはめること、実質的な患者救済方法が他に無い（公健法による救済策はあるが実質機能していない）ことなどから、特措法による救済に取り組み、独自に全国に散らばる転居者に呼びかけたり、全国各地での患者掘り起しを精力的に行った。その結果もあって結果的には六万五〇〇〇人余の特措法申請を呼び起こしたものである。

ところが国は、申請者が続出しているにもかかわらず、二〇一二（平成二四）年七月に申請期限を設け、締め切った。この際、患者会は締め切りを強行せずいつでも申請できる制度として運用するよう求めて、強力に締め切り反対の運動を進めた。成立に反対しながら締め切りに反対するという一見矛盾するように見えるこれらの行動は、時々の状況の下で最も患者救済に資する行動を選択した結果である。

ウ　水俣病被害者救済特別措置法の結果

二〇一四（平成二六）年八月三〇日付けのマスコミ各紙は、水俣病被害者救済特措法の救済策判定結果が判明したことを一斉に報じた。それは熊本県、鹿児島県、新潟県三県で同法による救済を申請した六万五一五一人のうち、他の制度からの横滑りを除く四万五九三三人の中から三万八二五七人（約八割）が救済の対象になったというものであった。同時に「切り捨てられたものもいる。問題解決にならない」という声も紹介されている。

それはともかく、他の制度からの医療費支給の横滑りを加え、約五万五〇〇〇人を超える大量の水俣病「救済」対象者が、水俣病の公式確認から六〇年近くも経とうというのに、なぜ今更「発見」されたのだろうか。同時に、もうこれ以上「救済」されるべき人たちはいないのだろうか。

このあたりから見てみよう。

第2章 救済までたどりつかない人びと

(1) 差別・偏見〜企業城下町

水俣病裁判だけでなく、およそ公害裁判の多くは損害賠償請求訴訟(民事訴訟)である。相手が企業であればその企業を相手(被告)とするし、それ(被告)に国、県等が加われば国家賠償請求訴訟となる。ほとんどの場合、企業は加害責任を争い、行政は規制(監督)責任を争う。この企業と行政は往々にして利害をともにする。それは地方行政においては企業の持つ資産に関する租税であったり、企業で働く労働者や家族等の住民税、地元に拠点を置く下請け企業からの租税であったりする。

水俣市においても、チッソ及び関係者の納税額が市の租税収入の半分に迫った時期もある。そのような場合、企業(チッソ)は地方行政(水俣市)に対して大きな影響力を持つことは疑うべくもない。財政においてだけでなく、その影響力は政治にも及ぶ。工場長など企業の幹部や関係者が市長などに選出され、企業の社員(企業推薦や労働組合推薦)は市議会に進出する。企業推薦でも労働組合推薦でも、ひとたびチッソに苦難がおとずれたらそれを守るために働く。

このような現象はチッソだけでなく、多くの企業城下町といわれる地方都市共通の現実である。このような影響力は地域の小売業者やサービス業にも及んでいる。

それだけでなく商工会や文化団体、ＰＴＡ等にも深く食い込んでいる。たとえばＰＴＡ等では校区内の様々な階層の人たちが集う。会話の中に水俣病が登場することは珍しくない。

「あの人たちの騒動さすけん困っとたい（あの人たちが騒ぐから困る）」

という言葉が飛び交う。誰がどう困るか、またそれが事実かどうかが問題ではない。その発言者は、自ら（自分と家族）は水俣病問題とは遠く離れた存在であることを強調したいだけなのだ。このようにまったく影響力のない団体を見つけることが困難なくらい、それは街の隅々にまで及んでいる。

この影響力は自然に自動的に及んでいるだけではない。影響力を利用し、積極的に水俣病つぶし（隠し）を図ってきたという事実がある。地域支配である。このことは過去に繰り返された数々の水俣病訴訟が具体的に明らかにしている。国は公害発生の事態を放置した責任が問われ、その事態を事実上推進した政策が問いただされ、同種の公害問題の全国での救済を迫られる。まさに「行政の根幹」が問われることになる。水俣病では国・熊本県までもが発生拡大に加担してきたことが最高裁判所の判決で認められている。

そういった中にあって、チッソが引き起こした水俣病の患者が「患者＝チッソによる被害者」として名乗りを上げるのは、極めて困難なことであった。名乗り出ることはすなわち、チッソを加害者として告発することになるからだ。

よく引かれる事例がある。水俣病では以前から様々な救済措置がとられてきた。そのすべてをひっくるめて計算した場合（四〇歳以上を集計）、水俣市内の成人が何らかの救済策に該当している者は三五％に満たないのに対し、隣の自治体である津奈木町のそれは実に九〇％に迫る。チッソの加害工場が排水口を設けた水俣市の方が明らかに住民への汚染の影響力が大きいと思われるのに対して、数値は逆になっている。これは企業城下町であることと無関係ではないとする指摘がある。

これを裏づける深刻な例が報告されている。特措法に該当した人のうち三八七人が、一時金の受取りを辞退したという驚くべき事実である。それは医療費・療養手当は行政の支出であり、該当者には特別な手続きを要せず支給されるが、一時金はチッソからの支出であり、行政が該当者名をチッソに通知し、そのうえでチッソから当該患者の口座に振り込まれる仕組みとなっている。一時金を受け取るには、自らの氏名・住所・口座番号等がチッソに通知されることが必要となる。該当者の中には、自らの住所、氏名をチッソに通知されるのを避けたいという理由で辞退した可能性があると報道されている。

一時金を受け取る権利を有するものであることを行政から認められているにもかかわらず、それを行使しないという選択をする。自主的な辞退という形をとっているが、その実、「形のない圧力」の結果ともいえる。企業城下町特有の意思決定である。

（2）情報過疎

特措法は、住民が救済を求め申請する期間を三年間とした。この三年間という期間は長かったのか、短かったのか。

不知火海は九州本土と幾つもの島々に囲まれた内海である。かつておしなべて交通の便は悪く、船が主な交通手段となっていた。現在では島々を結ぶ橋が架かり、道路は整備され、大きく様変わりはしているものの、公共交通機関の不備で海上タクシーと称する貸切船の需要は高い。住民の年齢は高く、生活物資の入手、病院通いには船が欠かせないが操舵は比較的若いものに頼らないといけない。船を使った海上タクシーに頼れば交通費は高くなる。次第に島部の人たち、なかでも高齢者は、日常的には住まいの周囲だけが生活の場となる。

そういうところでは情報の伝搬も限られてくる。新聞を購読する世帯数はごく限られたものとなる。ただテレビは各戸にある。しかしテレビが伝える被害者に必要な水俣病情報は、非常に少ない。むしろ地域の有力者の発言が強力な情報源となりやすい。役場や漁協、農協等とコンタクトをとれるものが有力者となる傾向がある。

島嶼部を歩くと、人々の間で驚くほど水俣病の情報が曲げられて伝えられていることに驚く。全く間違っていることはないが、部分的に誇張されたり、自分の関心が深い部分だけに反応していることがある。

一方、患者会の側も、患者に必要で正確な情報を届けるべく努力している。文書の配布やポスター貼付、小さな集落単位で集会を開いての話し合いをするなど不眠不休の努力を続けている。

しかしその努力もなかなか必要なところに届かない。

不知火海沿岸でさえも情報不足であるが、圧倒的な情報不足の状態に置かれているのは転居者（とくに遠隔地への転出者）の場合である。関東、関西等の遠隔地への転居者の数は意外と多い。津奈木町の行政関係者がかつて明らかにしたが、「現在の住民（約五〇〇〇人）と同数程度の転居者がいるはずだ」と。それらの人たちの「健康状態は全く分からない」という。

患者会では、特措法の受付締め切りを前に、締め切りに反対すると同時に、全国的な医療機関の協力も得て、不知火海沿岸、関東地方、関西地方を重点的に、この地方の病院・診療所にポスターを張り出し、患者会への連絡と受診を呼びかけた。この呼びかけに応えて問い合わせた転居者もいたが、自分のこととして捉えた人は少なかった。転居者同士の横のつながりはほとんどない。転居先ではテレビでも水俣病問題が取り上げられることはほとんどない。ましてや出身の市町村からの問い合わせや連絡広報はない。完全な情報過疎である。

現在、原告として裁判を闘う関東、関西の転居者は、ほとんどが故郷の不知火海沿岸居住者からの紹介者である。独自に転居先で情報を入手し名乗りを上げたものはほとんどいない。

第３章　居住地域が対象地域外のため救済されなかった人びと

（1）芦北町・黒岩

ア　流通ルート

熊本県葦北郡芦北町は水俣市とは津奈木町を挟んだ北側にあり、八代市に接する。国道三号線が南北に貫く。国道三号線と不知火海との間には、リアス式海岸特有の小高い山々が連なり、河口や入り江でつながる以外は国道を走っても海は見えない。佐敷川の河口に広がる地域は芦北町の行政・経済の中心で三号線から分かれて国道二一九号線が山間部の人吉市へ向かう。近くの港からは定期船が天草方面と結んでいた。佐敷はこの地方の交通の要衝とされてきた。なお今は不知火海に白い帆を浮かべる「打たせ船」の基地として知られている。国道三号線の東側は標高九〇二メートルの大関山をはじめ比較的高い山が一帯をおおい、その山間地に数十戸を単位とする小さい集落が点在するのが特徴である。芦北町の面積の八〇％はこのような山間部となっている。人口約一万八八〇〇人の町の居住者の大部分は佐敷や湯浦、田浦等の国道沿いと海岸に集中している。

山間部に点在する集落は、大岩、白木、上原《うわばる》、市野瀬、立川、永谷など幾つもあるが、その一つが大字黒岩という集落である。現在三四戸を数えるだけの小集落だが、このような集落は芦北町の山間地では決して珍しくない。海からの距離は直線では約七キロ、実際には曲がりくねった山道を二〇キロ近くは走らねばならない。海抜は約五〇〇メートル。晩秋から冬は雲海に浮かぶ幻想的な集落となる。もちろん特措法の対象地区からは大きく外れている。

これら山間部の集落には海岸から漁師の妻たちが海産物を担いで売りに来ていた。漁民は漁をすると型のいい値がつく魚は市場にあげる。市場で値にならない雑魚やイリコなどの乾燥魚介類は漁師の妻たちが自ら担いで、あるいは漁師の夫と一緒に山間部の集落に運ぶ。これは貴重な現金収入の方途でもあった。山間部集落の人たちは通常はこの行商人から魚介類を購入していた。同町のある漁師の妻は「行商は夫とふたりで籠を担ぎ、芦北町の大岩（集落）あたりまで歩いて回りました。売れ残った魚は自分で食べました」と証言する。大岩という集落は黒岩よりもっと山奥の集落である。

この証言は一九六〇年代の事実を述べたものであるが、この地方の典型的な漁師の生業である。一九七〇年代に入ると行商を仕切る業者が現れ、仕入れから行商ルートを支配し、かついくつかの集落にできた商店（万屋《よろずや》）にも卸すようになる。黒岩でも一九六〇年代に「商店」が出来て日用雑貨や乾物等とともに鮮魚も扱うようになった。この時期は商店を通るルートと個人の漁師の担ぎによる行商人のルートが並行するようになる。しかしどちらにしても、不知火海沿岸、芦北町の各漁港から出発する魚介類の流通ルートのみの入手であることに変りはなかった。

その後一九七〇年代に入り道路が整備され車が走るようになると、次第に行商人は消えていった。山間部で、魚介類のうち特に重宝されたのはイリコである。通常イリコは出汁をとるのに使うことが多いが、山間部ではイリコと野菜の煮炊きしたものは「魚料理」ともいうべき副食の一種となる。冬季には道路が凍結し孤立状態に近くなる山間部の集落では貴重な蛋白源にもなっていた。長期に保存のきくイリコは貴重な保存食品でもある。それらのイリコ類は芦北町の漁師が不知火海一円でイワシ網（キンチャク網）を使って捕獲し、海岸の釜で直ちに炊き上げ天日干しして製造したものである。山間部でのイリコの使用は出汁をとる目的もあるが、イリコそのものを主菜としたものも多く使用量は多かった。

イ　医師団の報告

水俣病訴訟支援公害をなくする県民会議医師団（県民会議医師団）の藤野糺医師は、二〇一一（平成二三）年一一月に黒岩地域に住む住民の検診を行っている。この時に受診したのは同地区全住民六五人のうち四一人（六三％）の住民であった。住民の過半数を大きく超える受診率であった。検診では、医師による受診の前に受診者に対して食生活や自覚症状について詳細な聞き取り調査を行う。

黒岩地区住民の食生活について聞き取りをしたところ、不知火海沿岸住民の食生活と顕著な違いは見られず、通常、山間部によく見られる漬物など保存野菜の多用はなかった。これは黒岩地区が山間部とはいえ、同町沿岸の漁師の行商人による魚介類の流通範囲にあり、新鮮な魚介類を比較的安価で容易に手に入れることができるという条件がもたらした結果であろう。

図２　黒岩・自覚症状グラフ
自覚症状「いつも」または「時々」ある症状

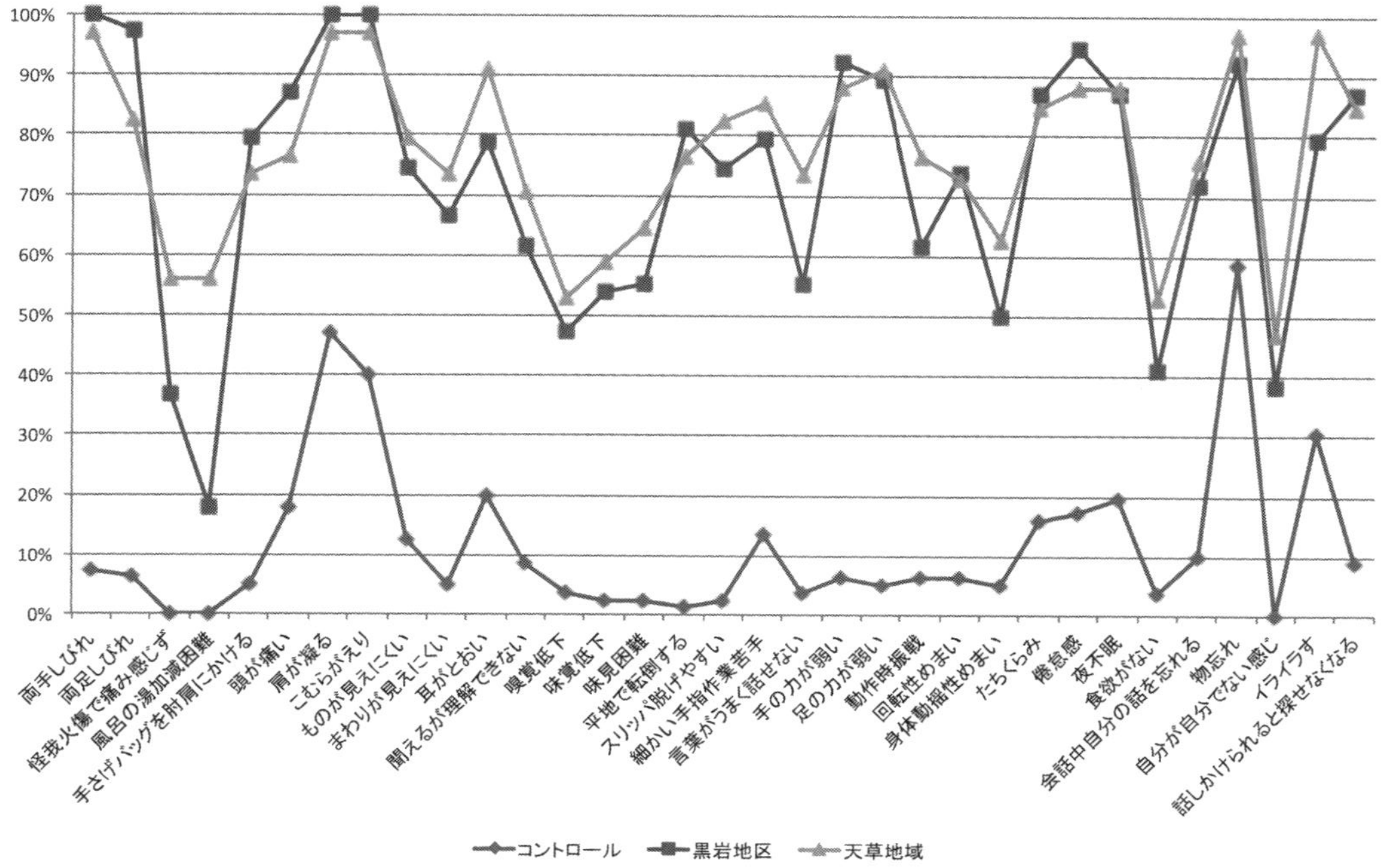

図3　黒岩・神経症状グラフ
神経所見

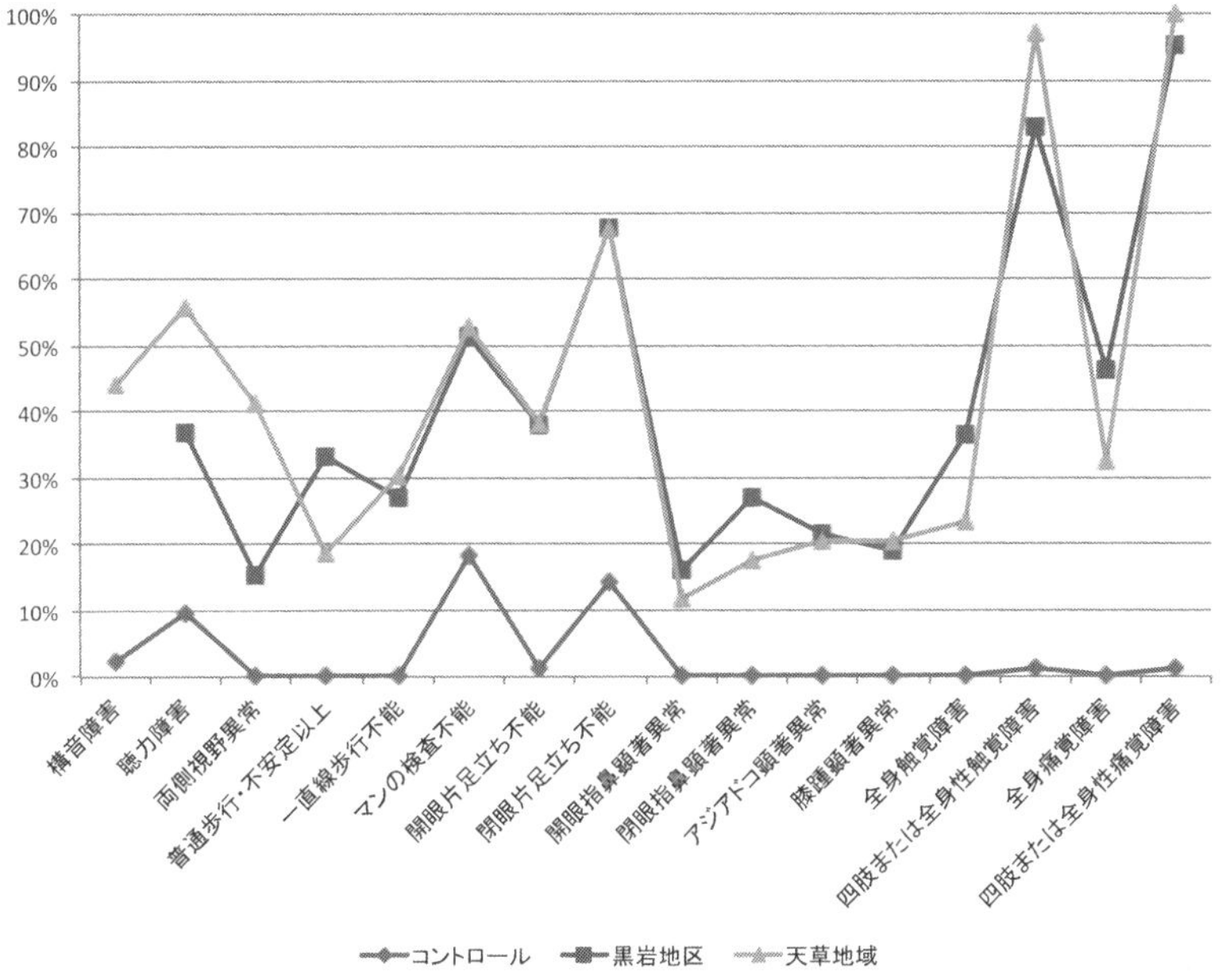

自覚症状については三三項目について詳細な聞き取りがなされている。この自覚症状の発現状況を不知火海沿岸地域である天草沿岸地域の住民のそれと比較したのが**図2**である。これを見ると、自覚症状の発現状況がまったく同じパターンであることがわかる。そのパターンはコントロール（非汚染地域＝この場合は熊本市、鹿児島市、福岡市の不知火海沿岸に居住歴のない者）とは明らかな違いがみられる。

さらに、検診で得られた神経所見の発現状況を同じく天草地域のそれと比較したものが**図3**である。神経症状においても自覚症状と同様に、天草地域と同じパターンを示した。なかでも四肢の感覚障害や運動失調の症状において特に酷似している。不知火海の漁民を含む沿岸住民の食生活及び臨床症状のパターンと同様である。

このことは、特措法の対象地域外でありながら、厳しい疫学条件と四肢末梢の感覚障害を行政が認めた場合に適用される特措法の適用を受けている者が三九人存在することでも裏付けられている。

ウ　橋本明さん（芦北町黒岩地区在住）

黒岩は芦北町を国道に沿って北上し、八代市との境界まで進む。そこから国道と別れ一気に山に入る。車で二〇分以上県道を走ると、「黒岩」と書かれた標識がある。さらに道路は分岐して山に入る。そこから約一〇分。平地がほとんどない黒岩地区は、急峻な山の斜面に張り付くように家々が散在し、間を小さく区切られた段々畑が繋ぐ。米を栽培する農家もあるが、自家用米が精いっぱいで売りに出すことはない。あとは自家用の野菜。特にイモ類が主な作物である。

橋本が記憶する子どものころは、イモが主食代わりで畑の野菜とイリコを炊いたものがいつもの食事だったという。イリコや鮮魚は、今では芦北町となった旧田浦町の魚市場で仕入れた行商人や、その漁協に出入りする漁師が天秤で荷を担いで運んできた。その行商ルート以外に、魚介類が持ち込まれるルートはなかった。そしてそのような食事は、黒岩ではどの家も似たものだったという。それは橋本が中学を卒業する一九六七（昭和四二）年まで続いていた。

中学を卒業した橋本は八代市の農家にいわゆる丁稚奉公に出た。これは一年いくらという形で親が農家と契約する。三〇～四〇万円だったように思う。奉公している当人には時々小遣いをくれるくらいだ。

仕事は畳表となるい草の仕事だった。年末の寒い時期に水を張った田に植え付けし、七月の一番暑い時期に刈り取る。刈り取ったい草は泥染《どろぞめ》した後、天日干しして乾燥させる。すべて手作業であった。その時期になると朝四時には作業を始めて、夜は一〇時頃までかかる。その時期を過ぎると、い草を使ってゴザを編んだりした。五年間続けた。その間、橋本が家に帰ったのは盆と正月の数日だけである。

二〇歳の時、丁稚奉公の年季が明けると兵庫県尼崎市の建築解体業の会社で働いた。それから約二〇年間、「ハツリ」といわれる削岩機を使った解体作業やリフトの仕事を続け、一九九〇（平成二）年に黒岩に帰った。黒岩に帰った橋本は、八代市の製材所に八年ばかり通った。その後再び関西地方で二年間ほど鉄筋工などの仕事に従事したが、先に尼崎の会社で働いていたころのような景気ではなく仕事も少なく、親の高齢化に伴う介護の必要もあって黒岩に帰ってきた。妻は、地元で介護の仕事を得ているが、自分はわずかな畑仕事の傍ら、親の介護に専念している。

黒岩で区長を務めたこともある橋本は現在六四歳である。黒岩の高齢化は激しく四〇歳代が一人いるがそれ以下の住民はいない。逆に九〇歳以上は数人いる。六〇～七〇歳代が主体である。

その橋本は、水俣病被害者に特有の四肢末端に強い感覚障害がある。医師団の検診で指摘されるまで水俣病の症状として自覚したことはない。

（2）伊佐市

ア　流通ルート

鹿児島県の最北部にあたる地方に伊佐市がある。旧大口市と菱刈町が合併して伊佐市となったが、この地方は鹿児島県にありながら県境をまたぎ熊本県の南端・水俣市との結びつきが強い。その理由は、伊佐市が周囲を高い山に囲まれた盆地で、道路が発達する以前から旧国鉄の山野線が走っていたからである。

旧国鉄山野線は水俣駅を始点とし、幾つもの金山が存在する伊佐・布計・菱刈を通過し山向こうの栗野町まで結ばれていた。同地域の主要な物流はこの山野線に頼っていた。その結果、通勤・通学はもちろん、住民は少し足を延ばした買い物をするために水俣の町中に行った。チッソがある水俣は都会であった。

伊佐市と水俣市とは直線距離で二〇キロ以上離れている。しかし山野線の存在により距離を感じさせなかった。さらにそれだけでなく、伊佐市と水俣市は深い歴史的な因縁があった。曾木発電所の存在である。この発電所こそ、のちに水俣病の加害企業となるチッソの創業者・野口遵がつくった。山間部の豊富な水力を利用した曾木発電所は、周囲の金山等に電力を供給しても余剰電力があった。その電力を使って水俣に電気化学工場を作った。これがチッソである。チッソのルーツは実は伊佐市に行き着く。

図４　旧国鉄山野線のルート

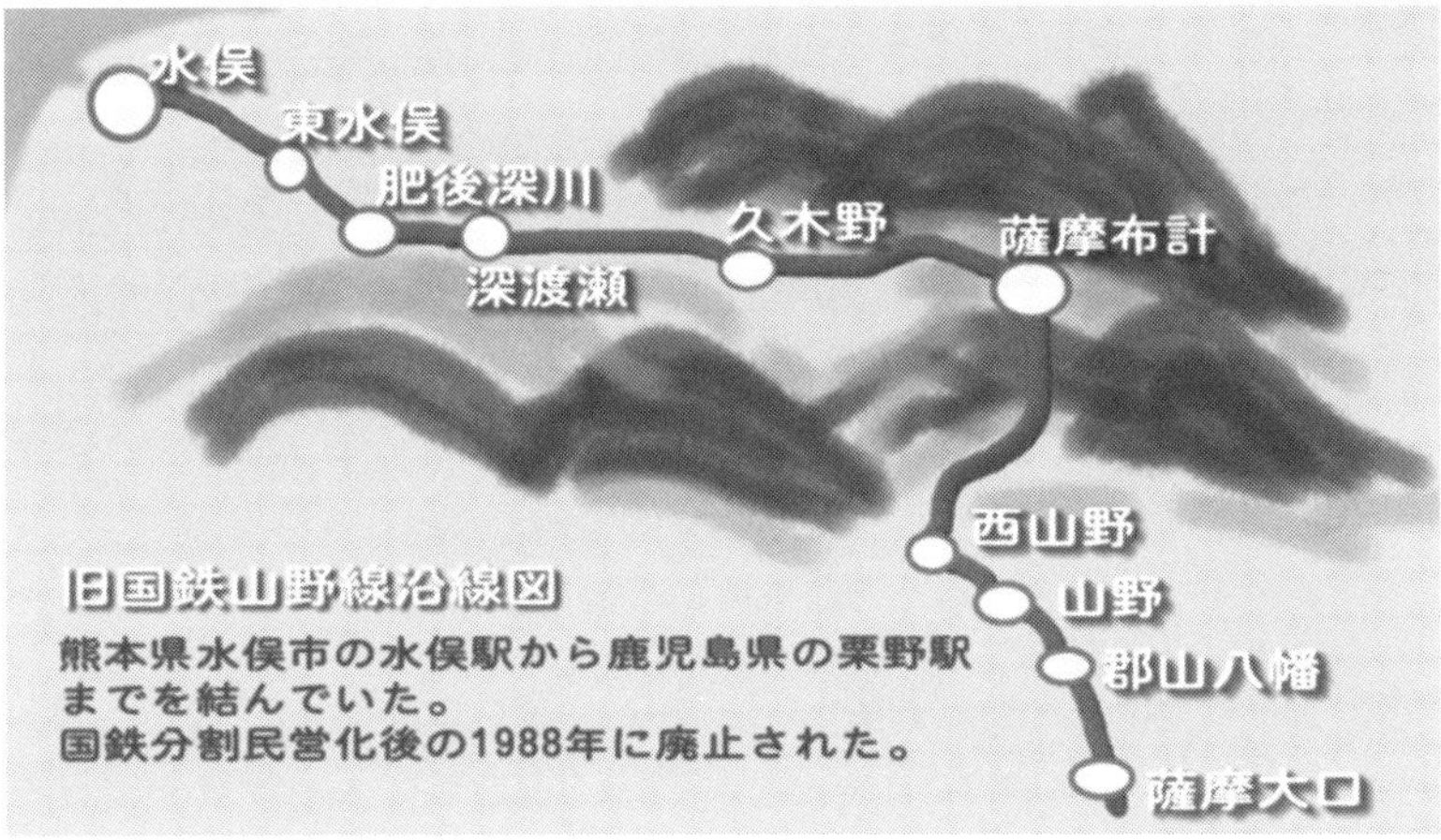

二〇一四（平成二六）年夏、この伊佐市でちょっとした水俣病騒ぎがあった。それは伊佐市に生まれ育って一度も他の地方で暮らしたことのない夫婦が、特措法の該当者となったからである。そのことは言うまでもなく、伊佐市で入手し食べ続けた魚介類が、この地方の人を水俣病の症状を発症させるまでに汚染させていたことを証明するものであった。

どうしてそのような水俣病を引き起こす汚染が、二〇キロの直線距離を超えてこの地方にもたらされたのだろうか。

現在は一つしかないが、かつてこの地方には多くの金山があった。金山で働く坑夫は一〇〇〇人を超えていた。彼らの多くは地元の出身者だけではなく全国各地から集まっていた。そこで彼らの多くは、社宅と呼ばれる長屋に住んでいた。

家族を含めると数千人規模の一大消費地が出現していた。伊佐市は盆地でありながら水田や畑地は多く、農産物は豊かだ。しかし、そこで消費される魚介類だけは地元では調達できない。社宅以外の住民を含め、魚介類は水俣から山野線を使っての流通が生き続けていたのである。

ＳＬからディーゼルカーの時代になっても、二〜五輌繋がれた列車の、そのうちの一輌は常に行商人が荷物とともに占めていた。その荷のほとんどは水俣から運ばれる魚介類であった。

水俣の漁協から仕入れて山野線に乗り込んだ数十人の行商人は、それぞれ自分の得意先を持っていた。途中、何人かは下車し得意先に荷を運んだが、多くは数千人の消費者が待つ伊佐市の社宅や周辺の農家に急いだ。現金収入をもつ社宅の住民は行商人にとって上客だった。荷の多くは社宅で売り払われた。

だが担ぎ屋には、農家のためにあえて残しておいた荷があった。それは荷の魚介類と農家の持つ米を物々交換で手に入れるためである。この地方で生産される伊佐米は現在でもブランド品だ。盆地の気候と豊富な水のおかげで良質の米がとれる。今では、その良質の米で作られた焼酎が全国で有名になった。それは比較的最近のことだ。

物々交換で手に入れた米は、再び行商人の「帰り荷」となって水俣へ運ばれ、そこで売り払われた。伊佐の米は旨いと評判を呼び、「帰り荷」の米は飛ぶように売れた。行商人は山野線の往復で商売をしていた。一九五〇年代から一九六〇年代にかけて、延べ年間数十万人の乗客数があったことを山野線の統計が示している。このうちのかなりの人数は行商人である。

イ　県民会議医師団の見た伊佐市

二〇一二（平成二四）年七月二四日付の県民会議医師団による「旧山野線沿線住民の水俣病症候」と題する報告がある。伊佐市及び隣接する湧水町の住民三三人の自覚症状および神経所見について調べた医学的調査である。いずれも公害健康被害救済法や公健法等で指定された水俣とその周辺の「汚染地域」には居住歴がない。自覚症状は手足のしびれなど水俣病でよく表れる症状を含めて五〇項目に及ぶ詳細なものである。また神経所見も二九項目にのぼる診察を行っている。

その結果を、水俣・芦北・出水地域のいわゆる水俣病「汚染地区」とされる地域住民と比較したグラフが作成されている。そうすると個々の症状で多少の差は生じるものの、症状の出現頻度のパターンは見事に一致している。

これを見ると、同時に比較されている非汚染地域住民のコントロール（福岡市・熊本市・鹿児島市の住民）と比較すると大きく乖離していることもわかる。報告書はその考察において「……全体としてメチル水銀の影響を受けていたことが示唆される」「山野線沿線には、水俣病の被害が広がっているると考えられる」と結ぶ。

これとは別に、二〇一三（平成二五）年七月二〇日に開かれた熊本精神神経学会で注目すべき発表があった。県民会議医師団の藤野糺らによって伊佐地域の検診結果がもたらされた。伊佐市住民の三三人について調べたところ、二六人（七九％）に水俣病の特徴である四肢末梢の感覚障害が検出されたという。残りのうち五人（一五％）にも感覚障害が見られ、総合的な検討の結果、いずれも「水俣病」という診断結果が出たという。

図５　伊佐・自覚症状グラフ
自覚症状出現頻度（いつも＋時々）

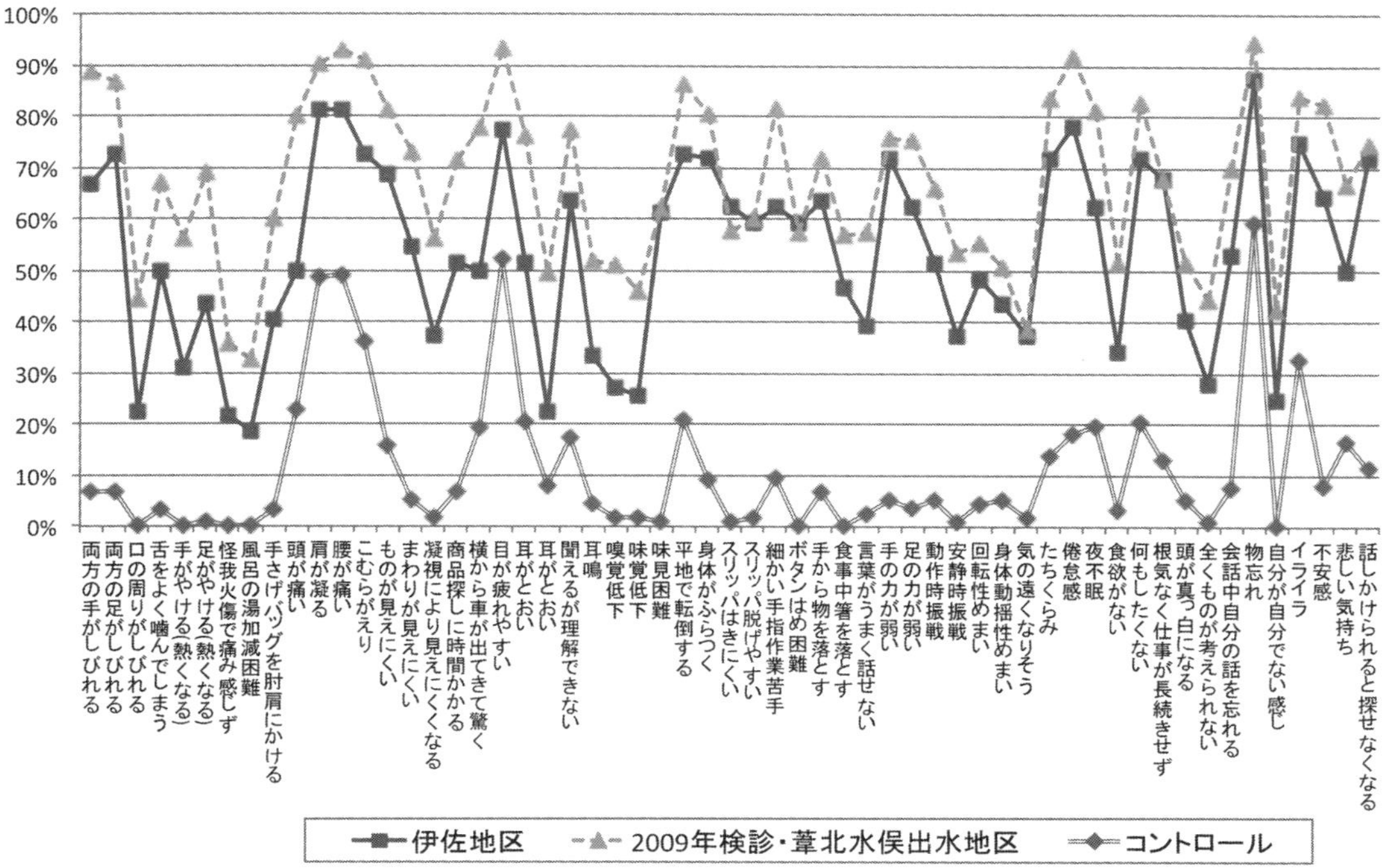

図6 伊佐・神経症状グラフ
神経所見出現頻度

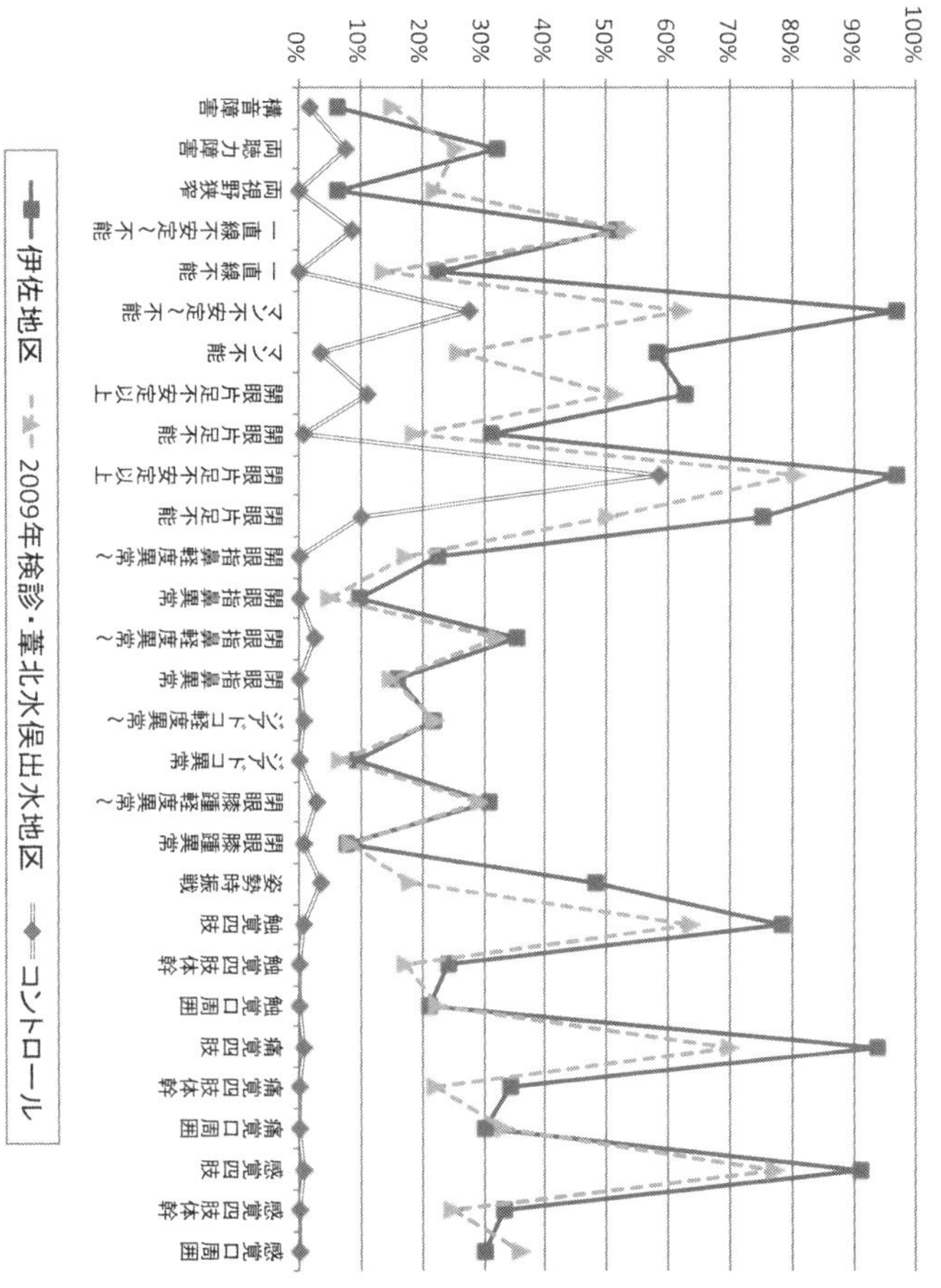

この日の発表の中では、一九七二（昭和四七）年一〇月八日付の西日本新聞紙上で、現在の伊佐市において猫の狂死が見られたという報道も紹介された。いうまでもなく猫の狂死は、水俣病多発地域においてよく見られた「猫水俣病」の症状である。伊佐市の猫が水銀に汚染されていたことの証拠である。猫が狂えばやがて人が発症する。これは水俣その他の汚染が知られている地域での通例である。

現在の伊佐市住民の医学的所見で水俣病症状が現れるのは、山野線という太い流通ルートによる水俣の魚介類の流入が汚染のルートであるし、かつ、ほぼこの地域においては魚介類の単一の流入ルートであるといえる。筆者の聞き取りによっても、伊佐の盆地に他のルートで、他の地方から魚介類が系統的に流入した事実を確認することはできなかった。また河川はあるが川魚を特に多食する習慣は見られない。河川が小さいことからも漁獲量自体小さい数字に過ぎないと思われる。

山野線沿線ではいくつかの集落がある。各駅ごとに存在する集落はどれも同様であるが、魚介類を運んだ行商人は、沿線の各所に得意先（購買者）を持つ。それぞれの集落を販路とする行商人も当然いた。運びこまれた魚介類はやはり水俣から仕入れた単一ルートでの流通であった。当然とはいえ住民の自覚症状と神経所見において、伊佐市住民と同様のパターンを示しているに違いない。

さらに気になるのは、散っていった金山坑夫たちとその家族の健康である。伊佐地域住民の検診結果を考えると、その人たちの中にも症状を持つものがいると考えられる。今になって伊佐市の住民の水俣病症状がクローズアップされているが、それ以前にこの地域を離れた人たちの多くは、自らの症状が水俣病に関係するとは思いもよらず、年老いた今、人知れず苦しんでいるのではないか。そのことは容易に考えられることである。

郵便はがき

料金受取人払郵便

神田局
承認

1010

差出有効期間
平成28年2月
28日まで

101-8791

507

東京都千代田区西神田
2-5-11出版輸送ビル2F

㈱花 伝 社 行

お名前《ふりがな》
お電話
ご住所（〒　　　　　　　） （送り先）

◎新しい読者をご紹介ください。

お名前《ふりがな》
お電話
ご住所（〒　　　　　　　） （送り先）

愛読者カード

このたびは小社の本をお買い上げ頂き、ありがとうございます。今後の企画の参考とさせて頂きますのでお手数ですが、ご記入の上お送り下さい。

書 名

本書についてのご感想をお聞かせ下さい。また、今後の出版物についてのご意見などを、お寄せ下さい。

◎購読注文書◎

ご注文日　　年　月　日

書　名	冊　数

代金は本の発送の際、振替用紙を同封いたしますので、それでお支払い下さい。
（２冊以上送料無料）

なおご注文は　FAX　03-3239-8272　または
メール　kadensha@muf.biglobe.ne.jp
でも受け付けております。

ウ　村上文枝さん

村上文枝は、伊佐市の布計地域で小さな店を経営している。布計地区は伊佐市の中心部からさらに一〇キロほど山あいの小集落である。今は民家も数えるほどしかない。しかし近くに金山があったころは山野線の薩摩布計駅を中心に大いなるにぎわいを見せていた。近くには布計金山の社宅があり、店は米や酒をはじめ生活必需品のほとんどを扱っていた。いわゆる万屋《よろずや》だ。

村上がこの店を切り盛りしていた夫に嫁いだ二一歳のころ、この地域は一番活気があったころかもしれない。村上は小学校の教師をしていたが、店が忙しく学校をやめて店を手伝うことにした。店は繁盛しており、義父が三～四日ごとに水俣に行っては雑貨を仕入れた。それと同時に水俣の丸島にある魚市場から鮮魚を仕入れては山野線で薩摩布計駅まで運んだ。太刀魚、ボラ、エイ、エビなどが多かった。

義父は毎日荷を担いで運ぶ行商人ではないが、三～四日おきに運ぶ鮮魚は行商人より多量であった。鮮魚の仕入は消費者の好みと当日に出回る魚を目利きして選ばなければならない。もっぱら義父が担当した。薩摩布計駅から店までは数百メートルに過ぎないが牛に曳かせて荷を運んだ。毎回、トロ箱一〇箱くらいは仕入れており、担いで運べる量ではなかったのである。それでも一～二日で売り切れた。次の仕入までは村上自身も行商人の持ち込む魚を買うことがたびたびあった。サバやイワシの一夜干しなどを行商人からよく買っていたことを覚えている。

村上が体調を崩したのは三九歳に差し掛かったころである。朝起きると足のしびれが気にかかった。身体全体がだるかった。はじめのうちは「疲れがたまっているのだろう」と夫も言い、自分でもそう思っていた。少し休めばよくなると思い、気力を振り絞って子どもを学校に送り出し、店を開いた。店を開けけば客はひっきりなしに来て休む暇はなかった。症状は次第に重くなり、寝室から隣の台所に行くことさえ難しくなった。トイレに行くにも途中で休まなければならなくなった。

たまらず町中にある病院に行ったら、そのまま入院することになってしまった。この時は約三か月入院して、ありとあらゆる検査をしてもらった。血液検査をはじめ、せき髄液まで検査したが、「異常」は見つからなかった。大学病院に検体を送って調べてもらっても「異常なし」で返ってきた。医者は首を傾けながら「奇病だ」というばかりだった。それ以来入退院を繰り返している。相変わらず病名も原因もはっきりしなかった。

病院では「異常なし」といわれても体調は悪く、原因がわからないだけに良くなる見通しも立たない。治療してよくなる見通しがあれば今悪くても踏ん張ることができる。それができないのがつらかった。死んだほうが楽になれると思うことも少なくなかった。

特に、三〇年前に夫が亡くなってから頼るものもなく、夫の実家の店をつぶさないことばかり考えて生きてきた。最近は近くの金山は閉山し社宅もなくなり人影はめっきり減ってしまった。それでも「なくなっては困る」と言ってくれる人がいて何とか続けている。

二〇一二（平成二四）年に、この地域で呼びかけられた水俣病の検診を受けた。「水俣病の症状がある」と診断された。村上は、ホッとする気持ちが強かった。長い間「原因不明」「病名不明」とされてきただけに病名が分かっただけ不安から解消された気がした。

でも今度は別の気持ちが強くなった。自分の病気が水俣病だとすると、思い当たる原因は義父が長い間水俣から運び続けた魚を食べたことだ。もしそうならば、自分は社宅の人たちや地域の人たちに同じ魚を売り続けてきたのだから、地域の人たちの体はどうなのだろうか。自分と一緒に検診を受けた地域の人たちにも同じような水俣病の症状がみられたと聞く。そうなると原因は自らの店で売り続けた魚以外には考えられない。「自分は毒魚を売り続けた」という自責の念がいつも付きまとうようになった。

村上自身は、申請した特措法に「該当せず」との通知を受けた。汚染された水俣の魚を多食した証明がないからだという。それでもみずからは水俣病に違いないと確信している。証明はできなかったが、水俣の魚を食べ続けたことは自分がよく知っている。せめて「私が魚を売った人たちが救済されてほしい」と願っている。

エ　越小場のルート

言うまでもないが、山野線には伊佐に至る前にもいくつかの駅があり、それぞれ集落が散在する。山野線沿線で水俣市最後の駅が越小場である。山野線はこの後、県境を超え鹿児島県に入る。ここも条件は伊佐市の布計地区と変わらない。魚介類のほとんどすべてが行商人の手で水俣から山野線を経て運ばれてきた。

二〇一二（平成二四）年、四〜五月にかけて実施された住民の検診結果が報告されている。その時は四三歳以上の住民六一人中五〇人（八六％）が受診した。ほとんどの住民が受診したといえる。当然、山間部にあるため特措法の対象地域からは外れている。この検診で得られた検診結果は、芦北町の黒岩地区と全く同様の症状パターンを示している。そしてコントロール地区とは全く異なったパターンである。

他の駅にも駅ごとに同様の小さな集落がある。検診はできていないが条件は同じだけに心配な状況ではある。

（3）倉岳町

ア「指定」地域外〝倉岳町の一部地域〟の調査（悉皆調査）から

水俣病には発生「地域」が「指定」されている。通常、疾病は疫学的条件と臨床症状があれば特定の病名が付けられる。たとえば日本脳炎であれば、所定の臨床症状がみられ患者周囲の脳炎ウイルスを媒介するとされる種類の蚊を採取して当該ウイルスが検出されれば、誰疑うことなく日本脳炎と診断され、法定伝染病として隔離措置がとられる。たとえ症状が比較的軽く、患者本人の自覚症状が弱い場合でも例外ではない。緩解するまでこの隔離状態が継続され治療が施される。

ところが特措法では、「指定（対象）」地域内に居住歴があり加えて一定程度以上の症状を認められて初めて「水俣病」とされる。逆に言えば、いかに臨床症状が「水俣病」そのものであったとしても、かつまた水銀汚染の可能性が高い魚介類を多食していたとしても、さらにいかに医師の診断が「水俣病」であったとしても、そのままでは「水俣病患者」としては扱われない。

特措法では、「水俣病」と診断する臨床症状の診断は、医者であれば誰でもいいのではない。特定の場面（検診会場等）で、経験や研究歴に関係なく行政が認めた公的な立場にある医師の診断が必要となる。民間の経験深い医師がどんなに精密な検診を行って水俣病と診断しても、それだけでは「水俣病」とは認められないのである。

「指定（対象）」地域以外でも、特措法の救済対象になる場合も例外的にある。しかし、そのためには、臨床症状とともに、地域外ではあるが地域内と同程度に「水俣湾周辺の魚介類を多食した」という特別の「証明」が必要となる。患者が漁民であれば、水俣湾近くで漁をしたという資料が漁協にあるかもしれない。しかし漁協も自治体も合併を繰り返しており、その過程で整理されてしまった資料も多い。患者が漁民でなければ証明はさらに困難になる。自家消費のために購入する魚介類に通常「領収書」が発行されることはない。ましてや漁獲海域が記載される場合はない。最近の都会のスーパーのレジとは勝手が違う。中でも多くの住民が利用していた行商人から購入することが多い魚介類の場合、領収書が発行されることは皆無と言っていい。

ところが行政が行う特措法に定められた水銀汚染曝露に関する調査では、四〇～五〇年前の魚介類購入の領収書を平気で請求してくる。水俣湾近くで採れた魚介類を購入したことを証明する責任（立証責任）を被害者側に求める。曝露調査におけるそのような手法に固執するやり方は、現実離れしており馬鹿げている。

それでも患者は何とか救済されるために必死の努力をする。理不尽なことではあるが、特措法で救済されるためには、被害者が立証するしか道はないのだ。

イ　倉岳町調査結果が示したもの

私たちは「指定（対象）地域」外なるものの実態を知るべく「指定（対象）地域外」とされながら、比較的特措法の申請者が多いとされている天草市倉岳町の一部地域、「棚底5区」、「宮田2区」、「宮田3区」、「宮田4区」を切り取り、この地域に住む有権者名簿から一九六八（昭和四三）年五月以前の出生者全員を対象とした聞き取り調査（悉皆調査）を実施した。調査の内容は特措法等による救済措置をどの程度受けているかということである。それは、この地域が実際は「汚染地域そのもの」ではないか、という疑問を解くためである。

なお同法の該当者は二段階に分けられている。それは「一時金（チッソから支給）＋医療費の自己負担分補てん（行政措置）＋月々の療養手当（行政措置）」が支給される場合（三点セットと呼ばれる）と「医療費の自己負担分補てん」のみの措置である。いずれも「被害者手帳」が交付され医療機関の窓口で示すことにより、現金での医療費の支払いを免れることができる。該当者を判定するのは熊本県（あるいは鹿児島県、または新潟県）の内部に設置された判定委員会（非公開）である。申請を目指す者は、自らの主治医らの診断書（任意提出）を添えて申請し「公的検診（強制）」を受けなければならない。疫学的調査と双方の診断書で、汚染魚介類の多食と水俣病で生ずる一定の（四肢末梢性感覚障害等）症状が認められると特措法「該当者」とされる。

「医療費の自己負担分補てん」のみの場合は、正確な説明はないものの、おそらく疫学的条件を満たしながらも、主治医診断書では症状が認められても公的検診では認められなかった場合と思われる。

逆に三点セットの該当患者は、行政による公的検診でも水俣病の症状が認められた者ということが

図７

地区別の人数

	棚底５区	宮田２区	宮田３区	宮田４区	計
調査対象	122	186	174	181	663
該当者	74	35	24	80	213
非該当・未申請	48	151	150	101	450
人数	122	186	174	181	663

受診者総数：229

	棚底５区	宮田２区	宮田３区	宮田４区	計
該当者	59	26	19	62	166
非該当・未申請	7	27	21	6	61
受診者数	66	53	40	68	227
人数	122	186	174	181	663

平均年齢と標準偏差

	該当	非該当	未申請	2009 大検診	2009 大検診（50 歳以上）	2012 大検診	コントロール
平均年齢	66.0	67.4	63.3	63.8	66.3	66.3	65.5
標準偏差	11.2	11.9	11.9	11.9	10.3	12.3	8.4
人数	166	36	25	419	369	517	110

できる。同地域は特措法による対象地域でないことから、事前の聞き取りで「汚染がない」とみなされると公的検診さえ受診できない場合もある。当然ながらそのまま非該当とされ、何らの救済措置もない。

さて、聞き取りの調査結果の全対象者は、有権者名簿から抽出して調査した。このうち有権者名簿にはあるものの実際には現地に居住していない者、少数ながら調査に協力しなかった者を除き統計処理できた者は六六三人である。これらの調査は正確を期すため、被害者手帳等を実際に確認しながら進めたもので、その内容は本人の記憶違い等を排した正確なものである（**図７**）。

この調査によると、調査地域の六六三人中、特措法該当者は二一三人（三二・一％）であった。その内容は三点セット該当者一八四人（二七・八％）、医療費補てんのみの該当者は二九人（四・四％）であった。逆に非該当（申請しなかった者を含む）者は四五〇人（六七・八％）である。

全住民の三割に水俣病の症状がみられるのは、それだけで十分異常な数値である。繰り返すが特措法の認定制度の仕組み上、これらの人たちは行政が認めた公的立場にある医師の診断が加わっての結果である。主治医の診断書だけを統計すると、もっと高率に症状が認められている。四五〇人の中には、行政が求める「特別な証明」が入手できなかった結果、申請をあきらめた者、また「地域外」であるとされていることから最初から「申請しても無駄」と思って申請しなかった者も多い。また、「証明が入手できず」「申請しても無駄」と思い込んだ、念のために申請だけはしてみたものの「証明不足」で非該当にされた者も多い。加えて事前の疫学調査においてふるいにかけられ、公的検診まで行き着かなかった者さえいる。これが「地域（対象）外」とされる地域の実態である。

臨床所見ではどうか。今回の調査では医師による所見の調査は行っていないが、この地域はこれまで数回にわたって県民会議医師団が水俣病検診をした地域である。そのことから今回の調査対象の六六三人と重なっている二二七人の検診結果が蓄積されている。その内訳は、特措法該当者一六六人、非該当者三六名、申請しなかった者二五人であった。

図8は、これら二二七人に対しておこなわれた問診のうち三三項目の結果を、二〇〇九年の大検診を受けた人のなかで（年齢補正をするために）五〇歳以上であったもの三六九人、二〇〇六年に行ったコントロール地域の調査一一〇人と比較したものである。コントロールというのは、チッソによる

図8　倉岳×2009年×コントロールの自覚所見

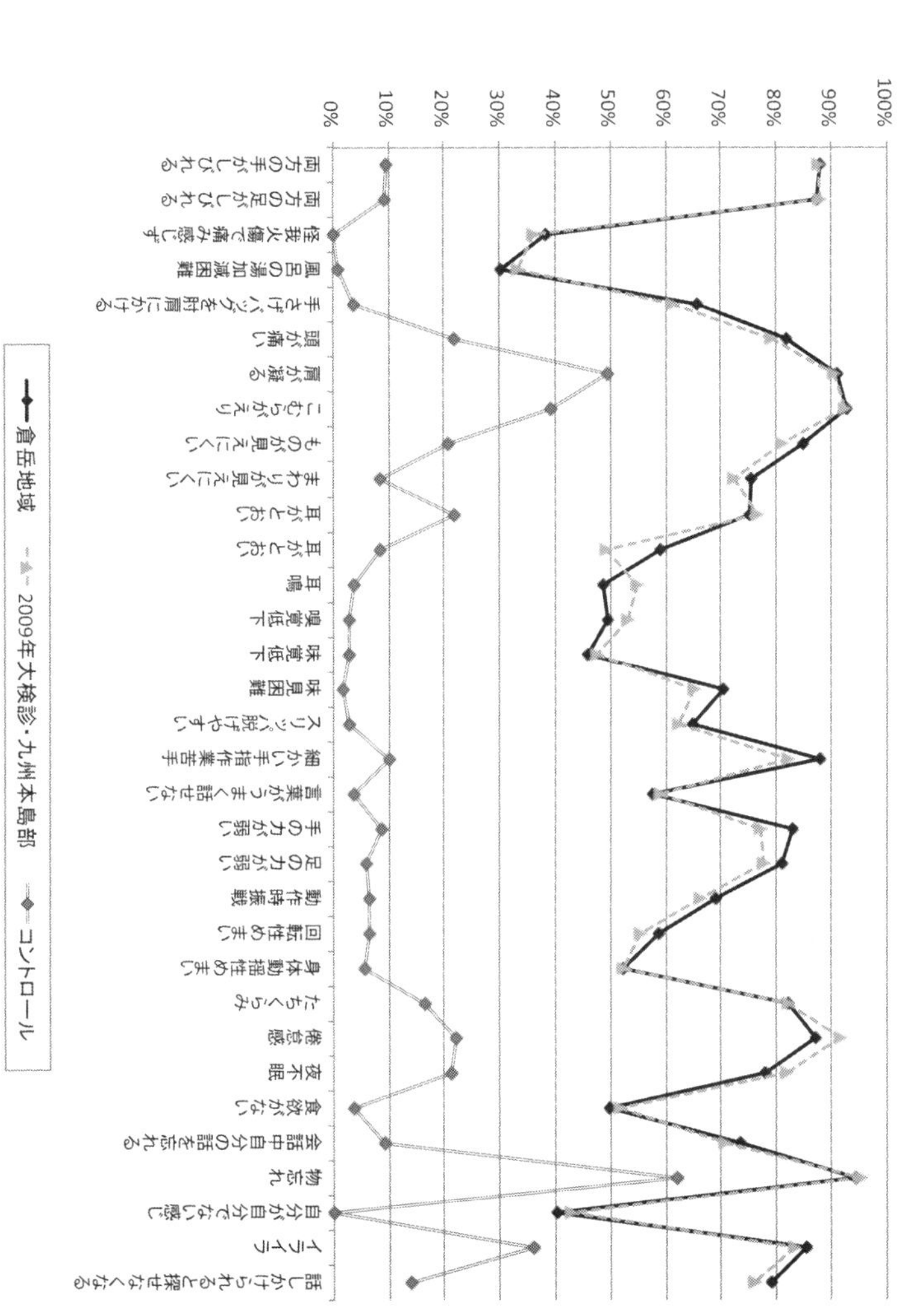

図９　倉岳×2009年×コントロールの神経所見

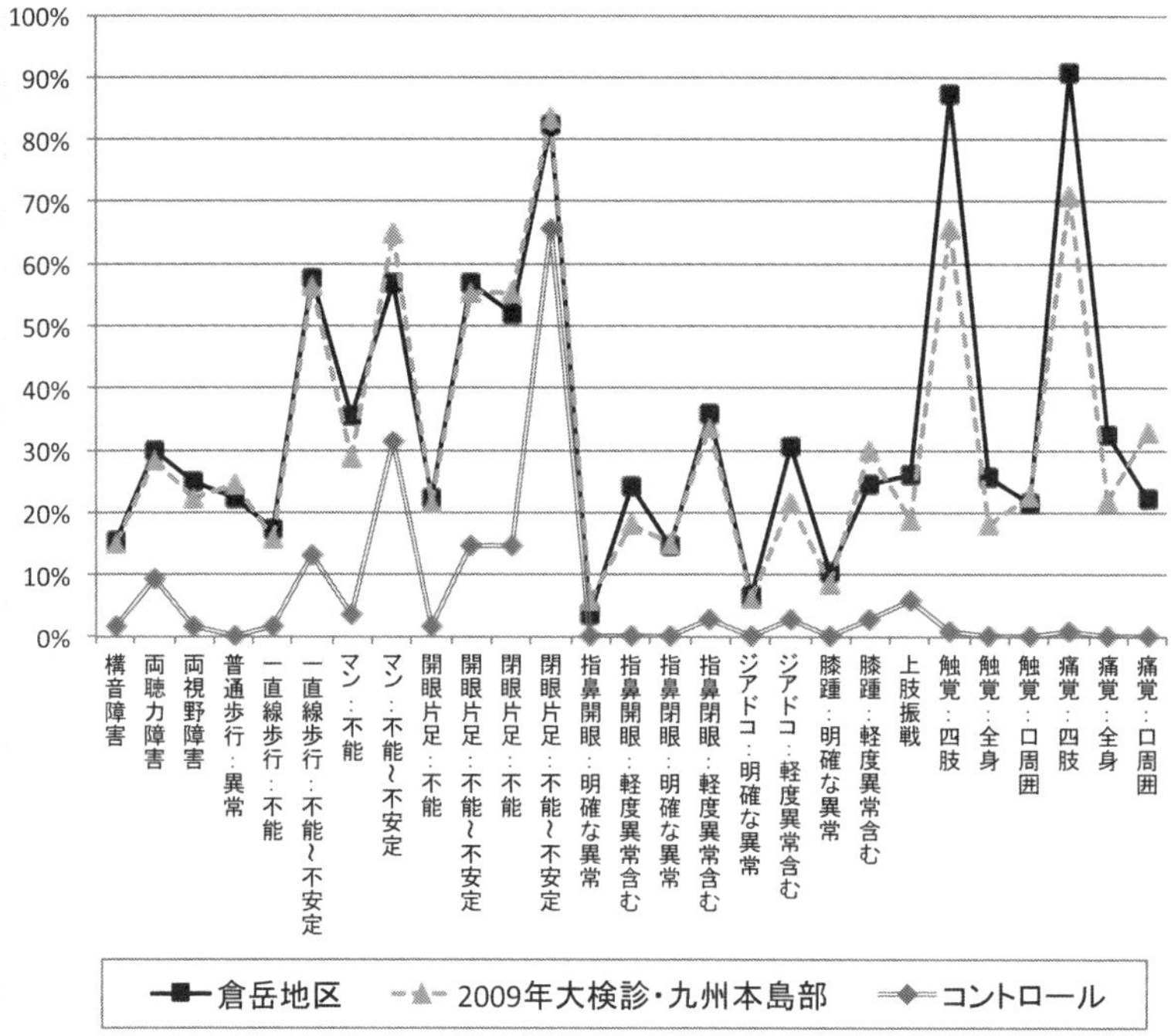

水銀汚染がまったく考えられない地域での住民の調査である。汚染の謎を解くためには、このコントロールと呼ばれる調査が重要となる。今回コントロールとして使用したのは、福岡市、熊本市、鹿児島市の住民であり、過去に水俣をはじめ不知火海沿岸での明確な曝露が考えにくい者が選ばれた。

　この図では、倉岳地域で調査された自覚症状のほとんどが、コントロール地域より明らかに高い割合で出現していることが分かる。しかも、倉岳地域の人々の自覚症状の現れ方は、二〇〇九年大検診の九州本土の救済対象地域内の人々の自覚症状とほとんど一致しているということである。

図10　倉岳（該当・非該当・未申請）×コントロールの神経所見

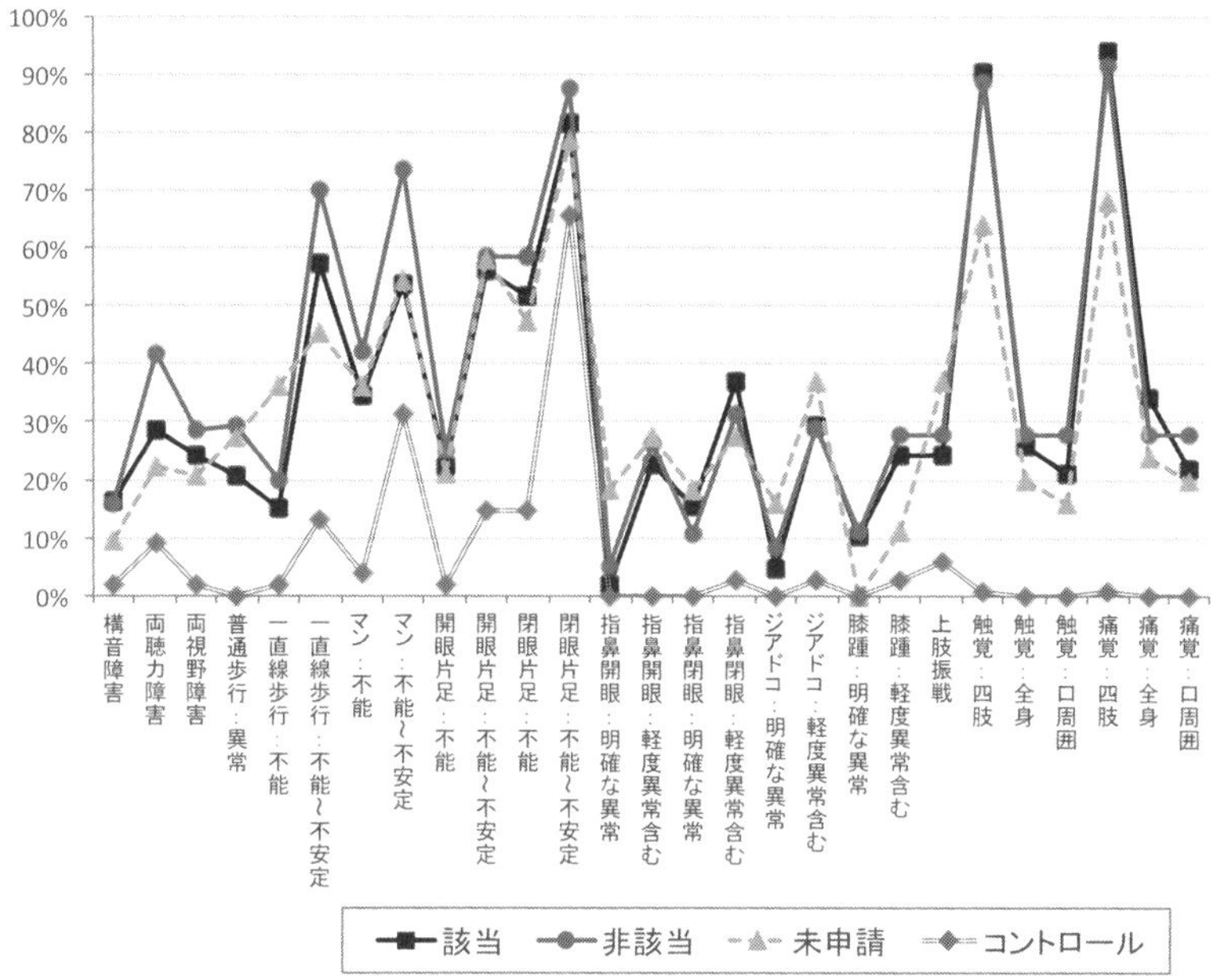

さらに、医師がとった二六項目に及ぶ神経所見の現れかたを折れ線グラフで表したのが**図9**である。倉岳地域では、水俣病でみられる神経所見のほとんどが、コントロール地域と比較して明らかに高率に出現している。そして、自覚症状と同様に神経所見の異常の現れ方も、二〇〇九年大検診の九州本土の救済対象地域内の人々とほとんど一致していることがわかる。

そして、**図10**は、倉岳地域の対象者を、特措法該当者、非該当者、未申請者に分けて、二六項目の神経所見異常の出現頻度を比較した折れ線グラフである。その出現頻度において、グラフに示された三者の間にまったく差がないことがわかる。すなわち「該当者」も「申請に至らなかった者」も、実際には同様の臨床症状を持っていることが推測される。

これらのグラフの意味するものは何か。

①地域外とされる倉岳町内の調査地域では、特措法該当者と非該当者、非申請者の三者の間に臨床症状（神経所見）においては全く差がみられない。
②同地域住民の臨床症状（神経所見）と汚染指定（対象）地域の水俣市での検診結果による臨床症状（神経所見）との差もない。
③コントロール地域住民の神経所見とは全く異なった出現頻度のパターンを示している。

この三点を読み解くことができる。

その結果、倉岳町の調査地域は、多少の差はあるものの汚染地域と同様の神経症状の発生頻度のパターンが示され、それはコントロール地域のそれと全く異なったパターンを示していることからこの調査地域は汚染地域そのものだということが言える。少なくとも統計結果はそれを示しているのである。

繰り返すが調査対象の倉岳町は、特措法の救済対象地域には含まれていない。それにもかかわらず、住民の約三〇％が行政側の公的検診を受診しての救済を受けている。公的検診というふるいにかけられても、水俣病にみられる四肢末梢の感覚障害等の症状を持っているという驚くべき結果が明らかになった。

住民の3割に感覚障害

水俣病救済策対象地域外　天草倉岳沿岸の4地区

68年以前出生

民間医師団検診

天草市倉岳町の沿岸地区で民間医師団が実施した検診で、少なくとも住民の約3割に水俣病の症状とされる手足先の感覚障害が認められたことが21日分かった。同町は水俣病特別措置法の未認定患者救済策の対象地域外で、受診した人に限れば9割超に感覚障害があった。検診や分析に当たった協立クリニック（水俣市）の高岡滋医師は「広範な水銀汚染を裏付ける結果」としている。

検診は同町沿岸部の4地区で2005～14年に実施。4地区には水俣病の原因企業チッソがアセトアルデヒド製造を終える1968年以前に生まれた人は6663人いる。このうち40～80代の男女227人が受診した。

その結果、手足先の痛覚や触覚の感覚障害を確認したのは4地区全体の約32％に当たる211人、受診者の93％に上った。内訳は痛覚が91％、触覚87％で視野狭窄《きょうさく》も25％だった。23日の日本神経学会学術大会（新潟市）で発表する。

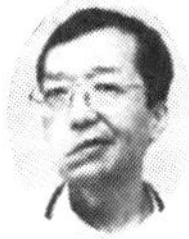

高岡滋医師

同医師団が水銀の非汚染地域として06～07年に熊本、鹿児島、福岡の3市で計110人に実施した検診では、いずれの症状も1～2％台だった。高岡医師は「4地区で感覚障害がある人はほとんど水俣病と推定される」と結論付けている。

水俣病検診結果の比較

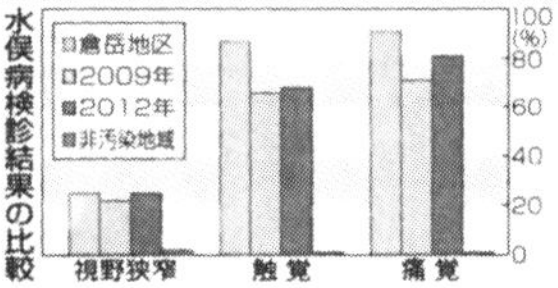

4地区は症状の傾向も、水俣市など救済策の対象地域と似通っている。同医師団が対象地で09年（369人）と12年（517人）に実施した検診では、それぞれ手足先の感覚障害で痛覚が71％と81％、触覚が66％と68％、視野狭窄が22％と25％だった。

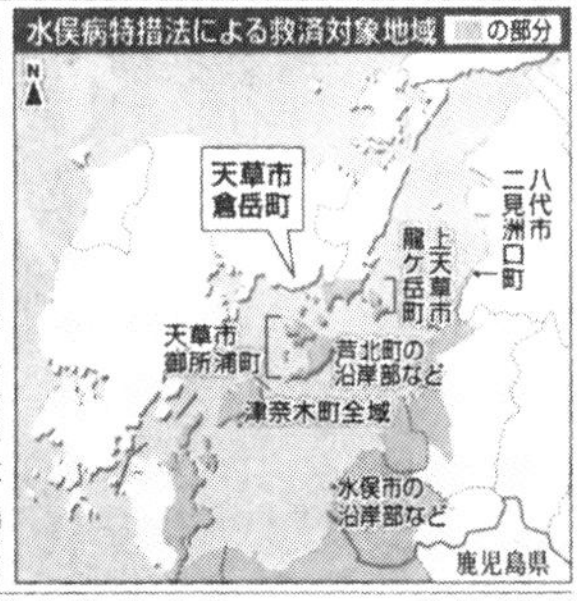

4地区の227人の救済策に関する判定は166人が救済対象、36人が対象外、残る25人は未申請だった。しかし、検診では対象外や未申請の人の症状と、対象となった人に大きな違いはなかったという。

高岡医師は「居住地域要件や申請の締め切りなど救済策の問題点が明らかになった。不知火海西岸の天草地方は救済対象地域とすべきだ」と話している。（鎌倉尊信）

ズーム

水俣病特別措置法の未認定患者救済策　メチル水銀に汚染された魚介類を多食し、感覚障害があると認められた人に一時金210万円と医療費、療養手当を給付する。県内の対象地域は、水俣病患者が多発した水俣市や芦北町など不知火海東岸が大半。西岸は天草市御所浦町、上天草市龍ケ岳町のみ。対象地域外の申請者には汚染魚多食や水銀摂取の証明を求めた。

2015年5月22日　熊本日日新聞

患者・原告の側は、以前から不知火海沿岸住民の健康調査をすべきだという要求をなし続けている。最高裁判決後には、潮谷義子熊本県知事（当時）が「沿岸四八万人の健康調査」を政府に迫ったことがある。しかし国（環境省）はこれをしなかった。汚染から時間がたっており正確な調査ができない等と理由付けした。確かに、汚染から時間がたてば調査できない項目も出るだろう。行政自体がそれをしなかったのだから仕方がない。それでも臨床症状について言えば、現在の症状は把握できる。それは否定しようがない事実だ。

この調査を見ればわかるように、現在のある時点での全員の臨床検診を実施したわけではない。それをするには医師団の勢力をふり向けなくてはならない。救済を求める受診希望者が殺到している中でそれはできない。患者の救済が最優先であり、調査研究のために医師団の勢力を割くわけにはいかないのである。だから聞き取りで実施可能な項目、過去に医師団の検診を受けた経験のある記録を材料とした。そういう限界がある中での調査であった。それでもこの地域ぐるみの汚染を余すところなく明らかにした。国が本気になって沿岸住民の健康調査を実施すれば、貴重な調査結果が得られることは明らかである。むしろ明らかになることを避けるために、健康調査をあえて避けているように我々には見える。

我々は不知火海沿岸の他の地域においても、同様の調査を次々に実施していく用意をしている。

ウ　中村房代さんの場合（倉岳町宮田２区に居住）

待ち合わせをしたのは海岸通りの店の前だった。店は今ではコンビニエンス・ストアのチェーン店である。夫が迎えた。つま先上がりの曲りくねった狭い道を登る。左右にも正面にも家々が迫る。九十九折の道は今では軽トラックが通れるくらいに広げられているという。

五分も歩かずに目的の家に着く。典型的な漁師町である。振り返ると海に浮かぶ島々が、下の家の屋根越しに見える。見えているのは特措法対象地域の御所浦島だという。狭い瀬戸を挟んで特措法対象地域と非対象地域が対峙している。両地域の漁船が行きかう。それを岬の巨大な恵比寿像が見守る。

中村房代は一九五五（昭和三〇）年、現在住んでいる倉岳町宮田の隣の漁師街である同町棚底で生まれた。父親は漁師ではなく町役場に勤めていた。漁師街の常として食生活は漁師とさほど変わらない。ただ定期に現金収入があるだけに、食べる種類は多少豊かになる。その程度だ。魚は漁師の知人から貰うことも多いし、そうでなくても行商人が安く運んでくる。

二五歳で宮田居住の夫・中村一成に嫁いだ。夫は真珠養殖の会社に勤務していた。前年までは漁師の親のもとで漁師であったが、水揚げの減少と不安定に見切りをつけ、安くても定期収入の道を選んだ。義父は漁師で漁協組合長を務めるような地域の有力者でもあった。だから夫が漁師をやめても食生活は変わらない。何かにつけて訪れる組合員（漁師・漁協組合員）は必ず獲れたての魚を持ってくる。家族の食生活は漁師のそれと変わらない。

一九九二（平成四）年、夫の勤め先の真珠養殖会社が倒産した。それを機に夫は自分で真珠養殖を始めることにし、翌年に房代と自分の養殖場を立ち上げた。忙しくても基本的には二人で働き、特に忙しい時期だけパートを雇った。赤潮の発生なども乗り越えて一息つく収入を得た時期もあった。最近十数年は寄生虫の発生もなく、生産は比較的順調に推移した。しかし最近は中国産に押されて、ひところの半分以下に値がたたかれている。

夫は特措法の該当者と認められ救済を受けた。同時に申請した中村と義母は非該当となった。家族として同じ魚介類を食べ、県民会議医師団からは症状が認められているのに該当しなかった。

熊本県の通知では、該当しない理由として「提出された資料等では水俣湾又はその周辺水域の魚介類を入手されていたことが確認できなかったため」とあった。「提出した資料」とは、よく魚をもらっていた漁師の証明書とその漁師が漁協に属する漁師であることの漁協の証明、行商人でたびたび利用していた元鮮魚店主の証明書、それに診断書である。診断書以外は夫も義母も共通の資料の提出だ。同じ資料で夫は該当し、中村と義母は非該当となった。

非該当の理由が通知にあるように「水俣湾又はその周辺水域の魚介類を入手されていたことが確認できなかった」というのなら、同じ提出資料でなぜ夫は認められるのか。夫だけに「水俣病の症状が認められた」というのであれば理屈としてわかる。でも「提出資料」にあるというのだからとても理解できない。これは中村がノーモア・ミナマタ第二次訴訟に参加した理由でもある。

中村が症状を自覚したのは結婚前後からである。最初は特に気に留めることもなかった。わずかに手先の感覚が鈍いこと、手先を使う細かいことに、思いとの間にずれが生じたくらいであった。一九七九（昭和五四）年に結婚した後、地元の真珠養殖会社に就職した。この二〜三年後から手先の鈍さや震えが次第にはっきりしているのを自覚するようになる。

真珠養殖にはいろんな作業があるが、中村房代が特に不自由さを感じたのは「核入れ」の作業だった。これは開口器で二枚貝であるアコヤ貝の口に隙間を作って、特定の場所にメスでわずかな切込みを入れ、ピンセットで真珠のもとである核を入れる。それに別の貝殻の色のきれいな小片を貼りつける。そうするとアコヤ貝は、傷が修復する過程で張り付けたきれいな貝殻片の色に合わせて核を被膜していく。数か月もすれば真珠の球が出来上がる。あとは加工する会社の手に渡る。養殖業者の分担は粟粒ほどの稚貝を買い入れて海水の中で核入れするまでに生育させ、さらに核入れした貝を再び海に戻して健康に生育させることである。

健康に生育させるには日頃から貝殻に着くフジツボや海藻類を取り除くいわば貝の掃除作業も必要になる。これには海から引き揚げた貝を、ハンド・クリーナーや包丁を使用して付着物を除去し再び海に沈める。沈めるのはきれいな川が流れ込む静かな湾内で、水面下三～四メートルの深さが良い。餌となる良質のプランクトンが多い。

中村は核入れにあたっての貝の特定部位へのミリ単位の切込み、ピンセットを使う作業が思うようにいかなくなった。切込みを誤ると貝は死んでしまう。貝の小片の貼り付けが正確でないと色付きが悪くなったり、形が真丸でなくなる。それでは商品にならない。

数年前からは、夫は、中村に核入れをさせなくなった。ミスが多くなったからだ。貝の掃除もうまくいくわけではない。付着したフジツボを落とすにはまず包丁を使ってそぎ落とす作業となる。その際、包丁をうっかり落としてしまう。夫もずいぶん落としている。他の地域の人たちからは聞いたこともない動作状況だ。

中村は、真珠製造の一番重要な部分が出来なくなってしまった。そう思うと残念でたまらない。

第４章　対象年代外のため救済されなかった人びと

（1）続く海の汚染

特措法には、一九六九（昭和四四）年一二月以降の生まれの者は対象者としない原則がある。例外的に認められるのは「へその緒」の含有メチル水銀値が一ｐｐｍ以上などという特別な者だけである。なぜそんな線引きができたのか。それは一九六八（昭和四三）年五月にチッソがアセトアルデヒド製造を終了したからだ（しかし、水銀を使用する塩ビ製造は七一年三月まで続いた）。したがって水俣病を引き起こす水銀排水は止まったからという。翌年生まれまで認めるのは胎児性を考慮したという。

たとえそうとしても、直ちに不知火海が浄化されたわけではない。排水口があった水俣湾を中心に高濃度の汚染は不知火海にとどまっていた。当然、魚介類の汚染も続いていた。それを示すデータがある。

これは環境省水俣病総合研究センターの調査分析である。チッソの排出終了から約一〇年後に「水俣湾は危険である」として一部の濃厚汚染部を埋め立て、他の海域を浚渫《しゅんせつ》する工事が始まったが、その工事が行われること自体、排出終了後も海は浄化されなかった事実を物語るものではある。

しかし、もっとはっきりしたデータがある。それは、水俣湾内で捕獲されたカサゴの調査結果だ。この調査によって、総水銀の暫定基準値である〇・四ｐｐｍを大幅に上回るカサゴが多数存在する事実が浮かびあがった。

その調査は三つの時期に分かれている。水俣湾埋め立て及び浚渫工事直後の時期（一九七八（昭和五三）～一九八九（平成元）年）と、同工事終了から熊本県による仕切り網撤去前までの時期（一九九〇（平成二）～一九九七（平成九）年）及び仕切り網撤去後～調査終了時（一九九八（平成一〇）～二〇〇四（平成一六）年）の各時期である。

第一の時期においてはほとんどの検体（魚介類）が〇・四ｐｐｍの暫定基準値を超え、二・〇ｐｐｍまでの間にある。第二の時期を見ると、やはり大半の検体が〇・四ｐｐｍを超えている。埋め立て及び浚渫工事は「放置するのは危険だ」として、水俣湾底質総水銀二五ｐｐｍを超える部分を埋め立て、それ以下の部分を浚渫によって処理したものである。

しかしながらこの環境省の調査は、処理工事が魚介類の含有水銀の除去に関しては効果が限定的であったことを物語っている。さらに、仕切り網の撤去後の時期では全体として含有総水銀が低下する傾向がみられるものの、相当数、半数近い検体において〇・四ｐｐｍを超えるものがみられている。要するに上記工事や相当の時間を経ても、魚介類の水銀含有量は期待されるほど低下しなかったこと

図 11　水俣湾内カサゴの総水銀濃度の変化Ⅰ

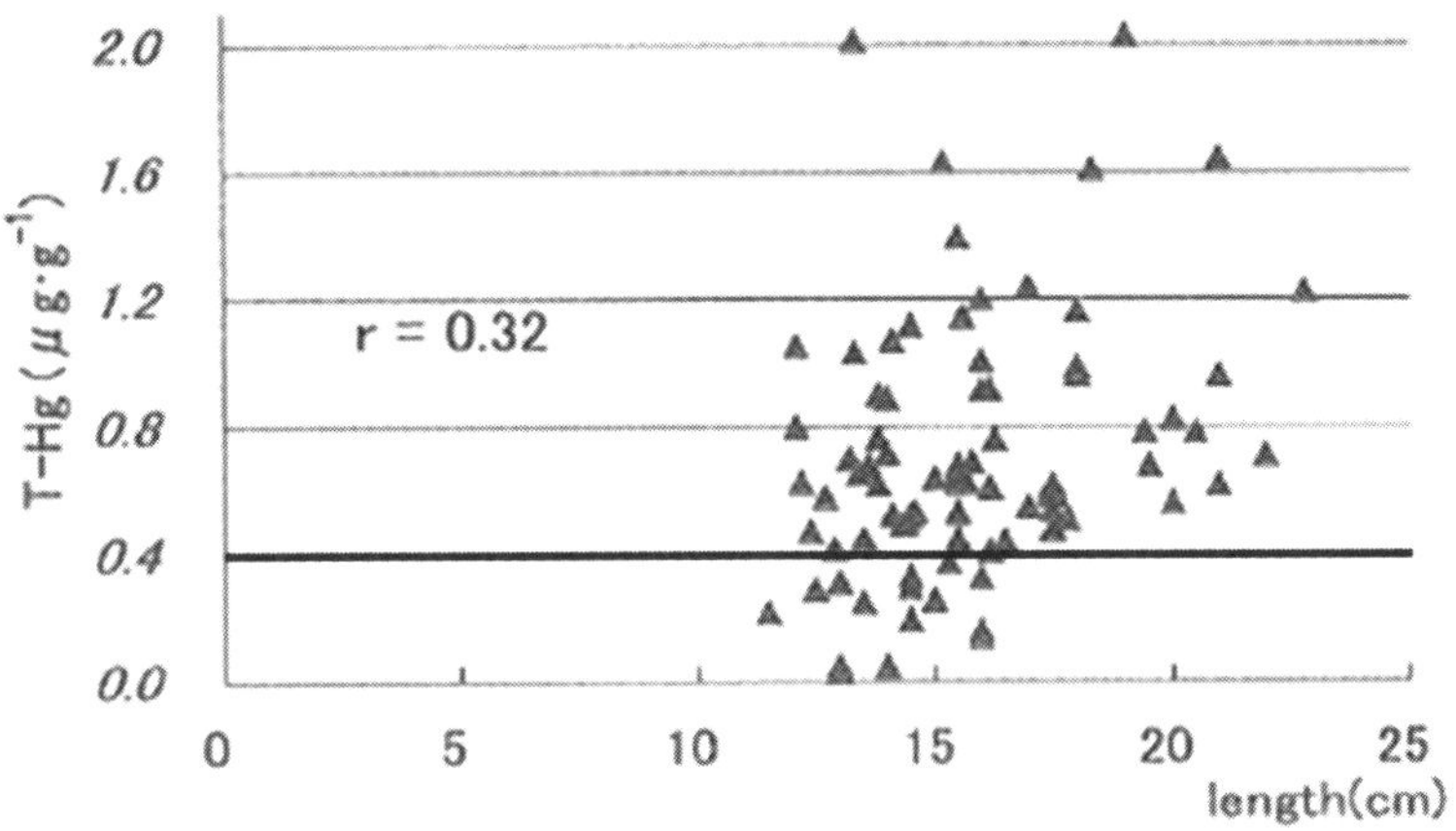

Fig. 5　rock fish
period I （1978～1989）

Ⅰ．水俣湾浚渫・埋立工事開始直後から終了まで

式典　金田一充章*、松山明人*：過去26年間に亘る水俣湾生息魚の総水銀濃度に関する変化
水環境学雑誌、vol.28、no. 8、pp. 529－533（2005）（p. 531、p. 532）より作成

*環境省・国立水俣病総合研究センター

が明らかになった。

これに関して気になる報告がある。藤野糺らの「メチル水銀の慢性微量汚染の影響に関する研究」と題する報告（『医学評論』No.83、一九八七（昭和六二）年一二月）だ。これは水銀の工場排出が終わったとされる一九六四（昭和三九）年以降に、不知火海沿岸に非汚染地区から結婚や転勤等で転入した七人を調査したものである。転入後の生活期間は五～二〇年間。いずれも漁業など魚介類を多食する職種や、他の職業でも魚介類を多食していた。その全員に水俣病の特徴的な症状である四肢末梢の感覚障害が認められている。そしてこれらの症状を呈する他の疾患は認められていない。

そうするとこれらの症状は何によっ

図 12　水俣湾内カサゴの総水銀濃度の変化Ⅱ

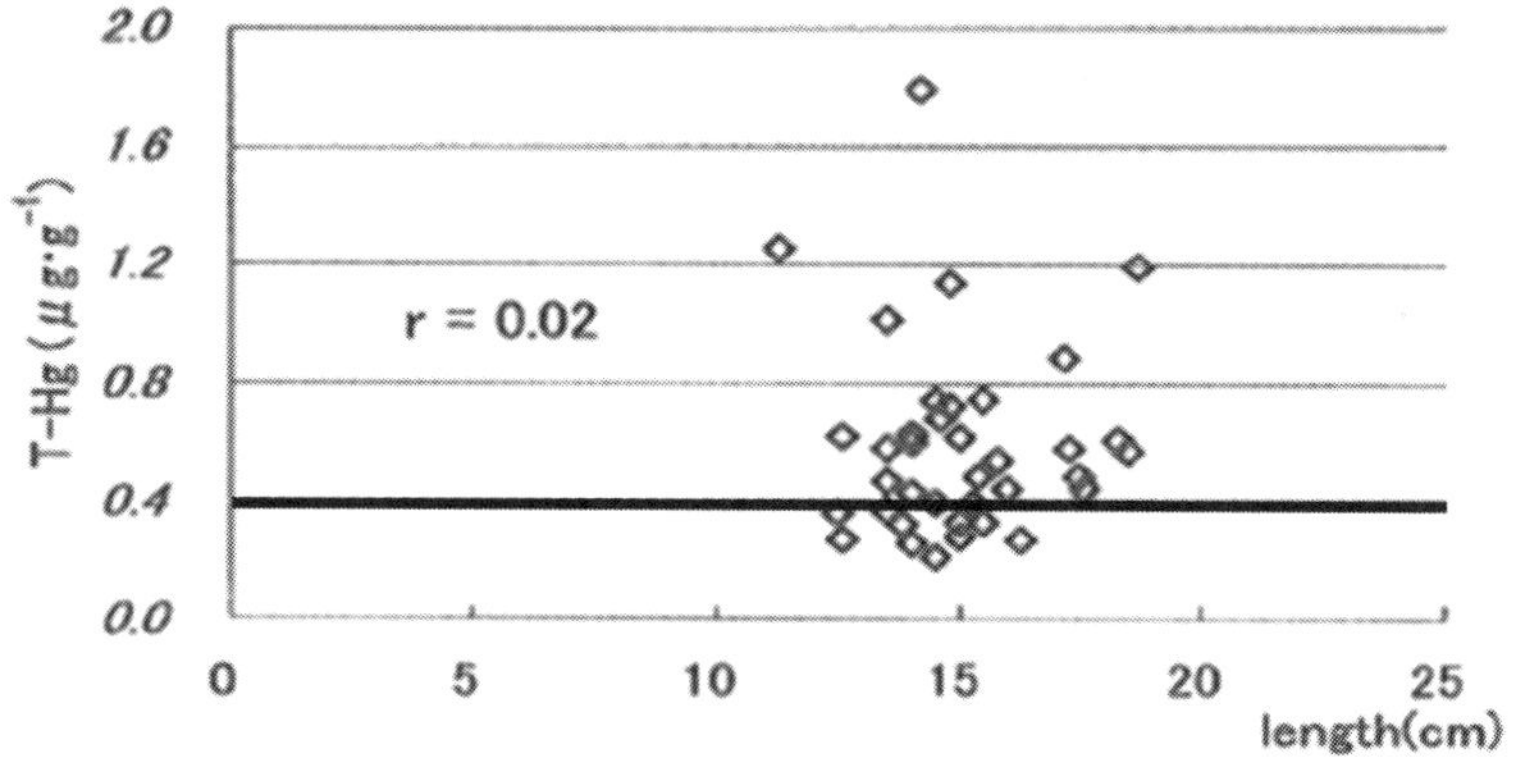

Fig. 6　rock fish
periodⅡ (1990～1997)

Ⅱ. 浚渫工事終了から熊本県による仕切網撤去前まで
出典　金田一充章*、松山明人*：過去26年間に亘る水俣湾生息魚の総水銀濃度に関する変化
水環境学雑誌、vol.28、no. 8、pp. 529－533(2005)(p. 531、p. 532)より作成
***環境省・国立水俣病総合研究センター**

て引き起こされたのか。同報告の要約では「メチル水銀中毒による症状」と考えられている。さらに「同じような条件下にあるすべての住民の健康調査が急いで実施されるべきであ」るとしている。この調査がなされたのは一九八六（昭和六一）年六月であり、報告が翌年に発表されている。この警告から実に三〇年にもなろうとしているが、未だに行政による調査はなされていない。

実は、これらの調査を行政が実施するチャンスはあった。二〇〇四（平成一六）年に最高裁で国・熊本県の責任を認めた判決が確定した時期である。この判決は行政の責任の存在と同時に、水俣病像についても現行の認定基準を大きく超えて水俣病患者を認めた。これを受けて潮谷義子熊本県知事（当時）が、不知火海沿岸住民四七万

図 13　水俣湾内カサゴの総水銀濃度の変化Ⅲ

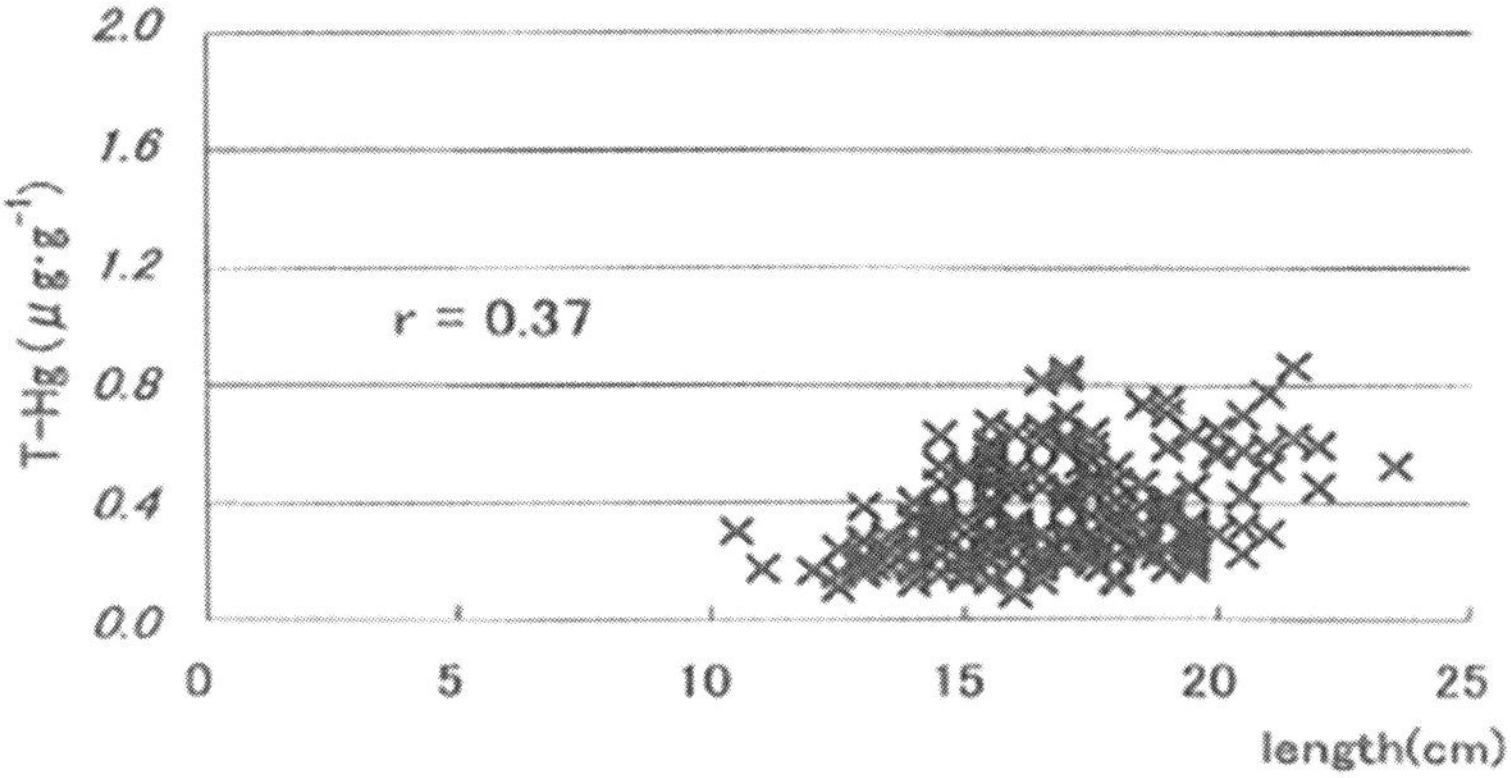

Fig. 7　rock fish
periodIII（1998～2004）

Ⅲ. 仕切網撤去後～現在まで

出典　金田一充章*、松山明人*：過去26年間に亘る水俣湾生息魚の総水銀濃度に関する変化
水環境学雑誌、vol.28、no. 8、pp. 529－533（2005）（p. 531、p. 532）より作成
*環境省・国立水俣病総合研究センター

人の健康調査の実施を国に迫ったのである。

国は、汚染時期から時間がたち調査は不可能としてこれを拒否した。この時にこの健康調査が実行されていれば、その後の水俣病問題の展開は大きく違ったものになっていたに違いない。

いくら「調査は不可能」といっても、現に不知火海沿岸住民・魚介類流通ルートで、少なくとも臨床的には四肢末梢性感覚障害等の診断はできている。それは特措法の対象者確定において、行政の側も四肢末梢性感覚障害等の症状を確認したことでも証明されているのではないか。

（2）鶴崎明成さん

鶴崎明成は一九七二（昭和四七）年七月に、葦北郡芦北町の海浦《うみのうら》という漁民集落で生まれた。漁港に張り付くように広がり、狭い路地でつながる漁師町特有の家々の一つであった。不知火海の主要な漁種であるイリコの原料となるイワシの漁をするキンチャク網の拠点の一つでもある。今はイワシだけでなくいろんな漁が組み合わせて行われる。

流し網を主な漁法とする鶴崎の生家は、代々の漁師で祖父（故人）は水俣病の症状が重く、公健法（公害健康被害補償法）による認定（行政認定）を受けている。両親及び祖母はかつて水俣病第三次訴訟の原告であったが、チッソとの間で和解が成立したのに伴い、医療費の自己負担分を行政が肩代わりし療養手当を支給する制度（医療手帳保持者）の対象者となっている。これは水俣病でみられる症状が認められた結果である。いわば一家ぐるみの水俣病被害者といえる。

漁師の家族は一般に考えられるよりはるかに魚介類を多食する。それは一部の網元等を別にすると現金収入が少ないことが大きな理由である。そのほかに新鮮な魚介類が身近にあること、形が悪かったり、大きさが販売規格に合わなかったりすれば、近所でやり取りしたり自家消費に回すなどの理由もある。「主食は魚」といわれるような食生活が日常的に行われているのが漁師の食卓である。

鶴崎の食生活もそのような魚中心のものであった。離乳食についての母親の証言がある。「離乳食は炊いた魚をミキサーにかけ、スープ状にしたもの」を与えたという。その後は「骨を外した魚の身」を主に与えた、と証言している。そして「漁師の家では似たようなもの」とも言っている。

このような食生活を乳幼児から続け、さらにこれまで述べてきたようにひところより水銀濃度が低くなったとはいえ水銀汚染は続いている。鶴崎の臍帯（へその緒）のメチル水銀値は〇・一八二ｐｐｍであることが国立水俣病総合研究センターで確認されている。成長期を含めての長期微量汚染は続いていたとみるべきである。

○・一八二ｐｐｍという数値自体は、我が国の国民のなかでは決して低いものではない。ただ、一時期の臍帯水銀値のみで人体汚染の判断をすることが適切なのかどうか。他の方法を検討すべき必要はないのだろうか。ゼロでない以上、何らかの汚染源を考えるべきなのではないか。

他の地域の汚染源も魚介類が予想されている。不知火海沿岸の出生の場合、やはりチッソの排出した水銀と考えられる。そういった場合の症状の出現状況は、マグロやクジラ等の汚染と異なる出現はないのか。その類の研究がなされたという報告はない。

鶴崎のあまりにもはっきりした全身性＋四肢末梢性の感覚障害の出現を見るとき、ただ一九六九（昭和四四）年一一月までの出生と臍帯の水銀値を重視するあまり、切り捨てになる危険性を考えずにはいられない。

いつから症状があるか、と問うと鶴崎は「わからない」と答える。「症状がなかった時期がなかったから比較できない」と説明する。感覚障害を具体的に説明してもらうと、

「手足の感覚も弱く、温度を感じることができません。風呂に温まるまで入れといわれ手足が温まるまで入っていたら鼻血が出たことが何度もある」

「小学生になり字を書くと手が震えていて同級生からアル中とからかわれた。震えるのを補って鉛筆を強く握ると鉛筆の芯を折ったりノートを破ったりした」

「中学生の頃は手の甲に痛みを感じないため鉛筆やペンで刺されたり、腕にコンパスで円を描かれたりした」

という内容であった。これは鶴崎がノーモア・ミナマタ第二次訴訟の第二陣として提訴するにあたって訴えた内容である。

このような級友らのいじめで鶴崎が心に受けた傷はいまも治ったとは言えない。水俣病被害は、感覚障害そのものによる生活支障だけに止まらず心の傷にまで発展することがあることを、鶴崎の例は示している。

第５章　救済のあり方

最後に触れておかなければならないことがある。それは水俣病の症状の軽重についての考え方である。

補償協定による補償の場合、手続き上は認定審査会によって審査され、「認定相当」という答申を経て知事が認定するのであるが、事実上「認定審査会」による振り分けとなる。先に述べたように、同審査会が自己規制をして一六〇〇万円以上の被害があると考えた患者のみを「認定相当」としたら、当然のこと、それに達しない被害の水俣病患者がいるはずである。行政はそのような水俣病患者の存在を頑として認めようとしない。

しかしそれらの患者が存在することはあまりにも明らかであり、何らかの措置が行政としても必要であることは認めざるを得ない。その自己矛盾が、一時金はチッソに金融支援措置をとってさえ払わせながらも、自らも医療費、療養手当を支出せざるを得ないという結果（特措法等）を招いているといえる。

なお裁判所は当然ながら補償協定額を下回る、あるいは上回る被害の患者を認めている。理の当然といわねばならない。原田正純氏のピラミッド型モデル（**図1**）で明らかにされたように、症状に軽重があれば、結果としての被害にも軽重があるはずであろう。

（1）症状と被害

そして筆者が何より強調したいのは、水俣病の症状としては底辺の症状に位置づけられる四肢末梢の感覚障害は、日常生活において必ずしも「軽い」被害ではないということだ。想像してみてほしい。手先の感覚は日常生活において使わない瞬間はほとんどない。何かの仕事をするにつけ、あるいは朝起きて食事をし、風呂に入り、就寝するまで手を使わない瞬間はほとんどない。そのすべてに感覚障害による制約を受ける。

仕事ができる場合もその種類は限られる。精密さを要求される製造業で仕事をすることは困難である。感覚障害による仕事上の支障でも「不器用だ」として切り捨てられることもある。書字障害があれば一般事務は困難となる。販売員でも時には領収書を書き、また報告書を書かなければならない。これらは感覚障害を持つ者が最も不得意とする行為である。漁師の場合であればまず網の繕いが困難になる。釣りになれば釣り針の結びや外し、あるいは釣れた際のアタリの感取りが困難である。主婦の場合でも料理では常に包丁を使うがこれが一苦労である。失敗し手を傷つけることもある。ただし感覚障害では血を見るまで怪我に気づかない。そのため悪化させることもある。温度覚がやられて風呂の温度がわからないという患者は多い。それによる失敗もある。

子どもが熱発していることがわからないことがある。これも親の手先の温度覚が障害されることで起きる。このことで手遅れになり子どもを死に至らしめた患者を筆者は知っている。このように時には命にもかかわるのが感覚障害なのである。

これよりさらに「軽い」として扱われているのが味覚障害だ。味覚は人間が暮らすのに重要な感覚である。自らの味覚障害を説明するのに唐辛子を幾つも食べて見せる患者がいる。微妙な味付けが苦手な主婦が多い。彼らは毎日、三度の食事をただ生きるためだけに食べ続けている。目をつぶって食べると、大根と人参、こんにゃくと刺身の区別がつかない。この状態が生涯続くことを想像してほしい。

その被害に加齢が重なると、被害は再生産されるのではないか。その場合に必要な介護は、通常とは違ったものになるのではないか。現在、そのような研究は何もない。

はたしてこれが「軽い」被害だろうか。もちろん、これらは彼らの人生の重要な構成部分であり、もとより値段をつけることなど本来できるものではない。逸失利益等という軽い言葉で置き換えないでほしい。人間はその存在だけでかけがえのないものである。いかなる理由があろうと、一人でも、ましてや大量の人々を傷つける行為が許されるはずがない。公害とは私害である。経営者による刑事事件なのである。

最後に患者自身の痛切な叫びで本稿を閉めたいと思う。

それは患者の切実な要求である。その要求はあまりにも当然ながら「病気を治してほしい、その為水俣病の治療法の研究、新薬の開発に力を入れてほしい」というものである。

これはノーモア・ミナマタ国賠等訴訟原告が被告らと交わした和解条件の一番に挙げている。患者らの本心の願いがここに示されている。裁判ではいくらだ、法律ではいくらだ、と言い合う以前に、あるいは重い、軽いと症状の議論をする以前に、「おれの症状をトッテくれ、治してくれ」と患者のギリギリの心の叫びがあることを、国民のみんなが理解しなければならない。補償の金額だけの問題に矮小化しては決してならない問題なのである。

資料編

第186回国会
参議員法務委員会会議録第14号より
参考人・大石利生（水俣病不知火患者会会長）発言

○水俣病不知火患者会会長の大石利生と申します。本日は、意見陳述の場をいただき、誠にありがとうございます。

今回の会社法の改正では、子会社の株式売却につき株主総会の特別決議が必要とされています。ところが、水俣病の加害企業であるチッソを適用除外する修正案が衆議院で可決されました。私はこのチッソを優遇する修正に反対する意見を述べます。

加害者は、全ての被害者への補償、救済に最後まで責任を負うべきです。ところが、どうして国会が公害加害企業であるチッソを特別扱いにして優遇するのですか。どうして国会が公害加害企業チッソの責任逃れを手助けするのですか。水俣病に苦しみ続ける私たち被害者は絶対に納得できません。

水俣病は、チッソがメチル水銀を含む工場排水を海に垂れ流して起こりました。激しくけいれんして短期間で死亡に至る劇症型がよく知られておると思います。しかし、現在の被害者は、手先、足先の感覚が痛みを感じにくいという症状が多く見受けられます。私の場合には、三十八歳のときに交通事故に遭い、ガラスの破片が足の裏から甲まで突き抜けたことがありました。しかし、痛みを感ぜず、血だらけの足を見るまでけがに気付かず平気で歩いておりました。

ほかにも様々な症状が出ます。現在の水俣病被害者の生活の一つのイメージはこうです。委員の皆様方も一応考えてみてください。朝起きたときから頭が重い、食事は味も匂いも分からない、よく物を落とす、よく転ぶ、家事も仕事もよく失敗する、手が震える、口が回らずしゃべりたくない、引っ込みがちになる、少し疲れたらこむら返りで激痛を覚える、夜は耳鳴りで眠れない、やっと眠れたのにこむら返りの激痛で起こされ朝まで眠れない、こういうものです。想像できますか。外から見ただけでは分かりにくい被害かもしれません。しかし、今の被害者は水俣病に苦しみ続けております。

胎児性患者の坂本しのぶさんは、本当は健康な体で生まれてきたかった、私は苦しみながら生き続けるのに、その加害者であるチッソはその罪を免罪されて晴れ晴れと生き続ける、こんな不条理は絶対に許せないとおっしゃっています。これは全ての水俣病被害者に共通の思いだと思います。

今回の修正案の提案者は、被害者救済と水俣病問題の最終解決を妨げてはならないと言います。しかし、これは現実を全く無視するものです。水俣病特措法は、チッソの子会社の株式の売却をして、それを被害者の補償に充てる仕組みとなっています。子会社の株式を売ることで一時的にお金はつくれます。しかし、被害者補償へ回せる金額の上限が決まっています。

ところが、今も未救済の被害者が多数取り残されております。今後、被害者が補償を求めても資金不足でチッソからの補償を受けられなくなるおそれもあります。これでは被害者救済にも水俣病問題の最終解決にも逆行することになります。

驚かれるかもしれませんが、公式確認から五十八年も経た今、未救済の被害者はまだまだ多数取り残されております。水俣病は全く終わっておりません。平成二十二年から特措法の受付が始まりましたが、非該当として不当に切り捨てられた被害者がたくさんおります。

まず、ずさんな検診で症状を認めてもらえず切り捨てられた方がいます。配付資料のこの一ページの写真を御覧ください。これは、痛みの感覚の検診で医者からつまようじを強く突き刺されて出血した方の写真です。御覧いただけますか。私どもが把握しているだけで二十件以上はありました。検診を担当する医師は行政が依頼するわけですが、中には申請者の感覚障害を疑ってかかる医師もいたわけです。

感覚の検査では、手先、足先と胸など体幹部を比較する決まりです。しかし、私たちの会員である山本サト子さんのケースでは、医師がその比較の検査をしませんでした。山本さんは元看護師なので、おかしなことが分かったんですよね。人の命と健康を扱う医者があんないいかげんな検診をするなんて絶対に許せないと怒っています。

次に、半世紀前の資料を出せと行政から無理強いされて、出せずに切り捨てられた方もいます。水俣病被害者と認められるには、症状に加えて、メチル水銀に汚染された魚介類を多食したという暴露要件も必要です。行政が一定の地域を対象地域と定め、そこでの居住歴、生活歴があれば暴露ありとされる仕組みです。

ところが、行政は、客観資料を要求します。客観資料とは、住民票や雇用歴や学歴の証明書などです。しかし、半世紀前の住民票は廃棄されて残っていない場合もあります。引っ越しても住民票を移さなかったケースは昔はよくありました。私たちの会員の大野良實さんは、三歳から六歳までを不知火海沿岸の女島という水俣病患者の多発した漁村で暮らしました。しかし、住民票を移していなかったために非該当とされました。大野さんは、当時同居した女島の親戚の証言を文書で出したのに認めてもらえなかった。行政は住民票を移さなかった親を恨めというんですかと憤慨しております。会員の七十七歳のIさんは、昭和三十年から三十二年まで水俣の洋服屋に住み込んで働いていましたが、今では店もなく雇主の行方も分からず、雇用証明書を出せずに非該当とされました。国は私たちをずっと放置してきて、今になって六十年前に雇用証明を取っておかなかった私が悪いというのですかとおっしゃっています。

対象者が多数取り残されていることが最も明白なのは対象地域外の地域、特に天草です。配付資料の三ページを御覧ください。この地図が付いているところですね。左上の九州の地図の真ん中に熊本県があります。数字の、①の足下が水俣です。熊本県の一番南です。左下の地図で、八代海は不知火海のことです。東に水俣、西に天草となります。そして、右の図で細かい斜線を引いた地域が特措法の対象地域です。天草は、御所浦と龍ヶ岳だけが対象地域で、その他の地域は対象地域外です。

従来、行政は、地域外というだけで水俣病と認めてきませんでした。住民の側も、行政から対象地域外とされれば、ある方は自分が水俣病のはずがないと思い込み、ある方は申請しても無駄だと諦めてしまってきました。しかし、平成二十一年の民間の住民検診では、天草の住民から水俣病の症状が確認されました。手先、足先の感触障害は珍しい症状で、汚染のない地域の住民には百人に一人いるかいないかというレベルです。ですから、手先、足先の感覚障害を持つ人が多数見られれば、地域ぐるみのメチル水銀汚染が強く疑われるのです。その後、天草の地域外から数百名がノーモア・ミナマタ第一次訴訟の原告となり、平成二十三年の和解で地域外の約七割が救済対象となりました。その後、特措法でも、私どもが把握しているだけでも、地域外の会員のうち数百名が救済対象となっております。

被害者がいないはずの対象地域外から数百名単位で水俣病被害者が出た事実を他の住民が見て、救済を求める声が更に広がっております。水俣病不知火患者会は、被害者の掘り起こしや検診を進めています。ノーモア・ミナマタ訴訟では、天草の倉岳、宮野河内、姫戸の三地区が中心でしたが、その特措法では、楠浦、新和、栖本など沿岸地域一帯に申請者が広がっています。これは資料の四ページを御覧になると新聞記事が載っております。

対象地域外の地元自治体も対象地域の拡大を求める意見書などを出されています。天草の不知火海沿岸で対象地域外とされている地域の人口は少なくとも三万人以上でした。天草での救済は始まったばかりです。そのほか、魚介類が流通した内陸部、山間部や昭和四十三年以降生まれた障害者の救済も取組が本格化しようとしています。

特別措置法の平成二十四年七月の申請期限に間に合わなかった被害者もいます。過去の差別、偏見の影響で、子や孫の結婚や就職の心配から申請をためらう人が残っております。水俣市と周辺の市町村を比べると、水俣市の申請の割合が低いようです。というのも、チッソのお膝元であるというのが一つ影響しているのではないかと私は考えております。

県外転出者にも情報が届いておりません。以前、高度成長政策のときに、当時は中学校を卒業すると東京、大阪方面へ集団就職で移住しております。その人たちがもう今はある程度の年になり、私たちと全く同じような症状が出ておりますが、それが水俣病だということをなかなか分かってくれない、分からない、誰も教えてくれないというのが現状です。

以上のように、未救済の水俣病被害者が多数取り残されております。被害者救済が終わる見込みは全くありません。水俣病は終わっていないのです。

このような中でチッソを優遇する修正案は絶対に許せません。国がチッソを優遇して子会社株式売却を手助けすれば、残されている多数の被害者がチッソから補償を受けられなくなるのです。また、水俣病問題の最終解決にも逆行します。

加害企業チッソを擁護したとしても、国の賠償責任は消えません。関西訴訟最高裁判決では、国の責任割合は四分の一ということでした。しかし、今後、国がチッソの消滅を進めたために被害者が賠償を受けられなくなれば、国が損害の全額を負担すべき事態が生じるのではないでしょうか。重大な結果が国にも降りかかるのです。

全ての加害者は、全ての水俣病被害者への補償、救済を全うすべきです。私たち被害者は全ての被害者救済まで闘い続けます。

参議院の先生方におかれましては、良識の府として慎重に御検討いただきますようお願いいたします。

以上、御清聴、誠にありがとうございました。

○今の質問に答えさせていただきます。

確かに、今私たちが訴えている特措法ですら救済されない。特措法というのは元々、あたう限りの救済をするという目的で始まった特措法ですよね。それが実際なされていない。仮になされたとしても、書類によって審査をするわけです、実際、公的検診を受けさせるわけではなくて。また、公的検診を受けたとしても、先ほど言ったように、医者が患者の手先をつまようじでもって血が出るまで突いてみるとか、そういうことをするのが全く本当の検診なのかというのもあります。

　だから、私たちは、この被害者を救済するためにはどうしても、そういう一方的な書類だけによるものではなくて、全ての申請者に公的機関での検診を受けさせるべきだと思っております。

○全く先生が言われるように、新潟では異議の申立てが認められております。しかし、同じ環境省の管轄でありながら、熊本県、鹿児島県はそれを認めようとしない。というのも、環境省がそう言うからという形で私たちの異議申立てを受け付けておりませんので、私たちはやむなく司法による救済というのを求めて第二次のノーモア・ミナマタという訴訟を起こしているわけです。

　司法によってしか私たちは救済されないと思っておりますけれども、やはり本来あるべきは、先ほど言われたとおり、あたう限りの救済という呼びかけをした特措法ならば、わざわざそういう異議申立ての受付云々ということを言わなくても、ちゃんとした症状があれば、民間の医者が診断書を出して、水俣病だという診断書を出している以上は、それをちゃんと素直に認めて救済に図るべきだというふうに思います。特に四十四年以降に生まれた人たち、また近辺に居住してきた人たちに対しても、年数が足らないからとかなんとかじゃなくて、やはり、先ほど言った、医者の診断です、これがちゃんと症状があると認めたら、いろいろな、五十年前とか四十年前の書類を出せと言わずに、もう症状だけで、診断書だけで救済をすべきだと思っております。

○確かに、言われるとおりに、全ての被害者を救済するとなれば、私たちが訴えているのは地域住民の健康調査、それから環境調査、これをやらなくては本当の水俣病の終わりというのはないと思います。それを幾ら行政に呼びかけて、私たちが訴えても、今更やっても無駄だというような言い方をしますけれども、しかし、行政自身が四十年も五十年も前の書類を出せという、そういうことすら、無理なことを言ってくることすら間違いであって、私たちが訴えている沿岸住民の健康調査、また関係住民の健康調査をやり環境調査をやると、必ず症状を持った人が出てくるわけです。そうすると、今後の水俣病問題についても解決法というのは、それができるというふうに私は思っております。

○今言われたように、申請の結果についても、私は、最高裁でも司法の判断が出ているということを踏まえて、やはり被害者救済のためにはそのことを実動に移してほしい。そうしなければ本当の被害者というのは救済されないんです。

現に、私がこういうふうにしてしゃべっていても、見た目では本当に普通のおじさんにしか見えぬと思うんです。しかし、私は、自分の体をちょっと皆さんの前にさらけ出すのはやめますけれども、幾ら自分のここを、手を指でつねっても痛いということが言えないんです。そして、今日も昼を食べたんですけれども、刺身なんかを食べても私自身は味が取れません、刺身とか、食べている品物が味が分からない。これは本当に普通の人から言わせると何かおかしいというふうになるかもしれない。しかし、私はそれでずっと生き続けておりますので。一番申し訳ないと思っているのは、うちの奥さん。家内が私のために毎日食事を作ってくれているんですけれども、その作ってくれた食事に対して私は、ありがとう、おいしかったね、今日の食事はおいしかったよというのが、言ったことがありません、言えないんです。そういうのが水俣病の今の被害者です。これは私だけの問題じゃありません。

先ほど意見陳述の中で言いましたように、水俣病の被害者というのは目に見えては分かりません。これは劇症型の患者さんだったらテレビとか映像で分かるんですけど、私を見て水俣病の患者と思われる人はまずいないと思うんです。そういう問題、みんなが、今の患者さんというのは見た目では分かりませんが、それぞれ苦しみを持っております。ある人は視野が狭い、ある人は頭が痛い、重い、肩が凝る。私も全くそれが全部入っているんですけれども。

あるとき、風呂が大好きだという自分の孫が遊びに来たので、よし、じいちゃんが、初めてだけん、風呂に入れてやるねと言って、私が湯舟に入ってお湯の温度を調整して、いいよと言って、その子を連れてきてもらって風呂の中につけた途端にその子が大声で泣き出したんです。私は、何で泣くのかなと、風呂が好きだという子が何で泣くのかという気持ちでおったところが、うちのが飛んできて湯舟に手を入れて言ったのが、あなたはこの子をゆで殺すつもりかと言われました。それだけ私の体というのは熱に対しても鈍いんです。

そういうことからして、本当に熱いというのが分からぬのかと思って、私自身も、シャワーを温度計入れて最初より五十度の温度に設定して、それを自分の膝に掛けてみたんですけれども、熱いとは感じませんでした。そして、自分の足首を見ると真っ赤になっておりましたけれども、熱いとは分かりませんでした。

そういう被害者が今いるということを皆さん知っていただきたい。

○ありがとうございます。

今、糸数議員から御質問がありました点について、衆議院の方で四月の二十三日付けですか、一応法案が可決されたようですけれども、私が一番今日ここに来て言いたかったのはそのことであって、加害企業を守るため、まして、被害者がまだいるのに加害企業を守るために作られた法案であるというふうに感じております。

だから、ここで言う会社法の一部を改正する法律の施行に伴う関係法律の整備等に関する法律案に対する修正案要綱ということで、一つ、水俣病被害者の救済及び水俣病問題の解決に関する特別措置法第十二条第一項の特定事業者のうち特定会社について、改正法四百六十七条第一項第二号の二（子会社の株式等の譲渡に係る親会社の株主総会の特別決議による承認）の規定は適用しないということは、先ほどからずっと私伝えております、加害企業であるチッソを擁護するための法案でしかないと思っておりますので、参議院の議員の皆さん、是非ともこのことは肝に銘じて、本当に、他の会社法案については私もよく存じておりませんが、事この百十六条の新設関係ということについては、是非とも私たち被害者の立場に立ち返って、本当に被害者の苦しみを知っていただくために、このことを是非とも認めるようなことはしないでほしい、これは是非お願いしておきます。

　それと、済みません、もう一つ何か。ごめんなさい。

○先ほどから言っておりますけれども、水俣病の最終解決とは被害者がいなくなるということです。そのためにはどうすればいいかということは、私たちは常に訴えております。まず関係住民の健康調査、それをやって、ああ、この地区にはもうそういう症状を持った人はいないなということが出てくるまで私たちはそれを訴え続ける。また、それをできるのは国であり行政だと思っているんです。それをやろうとしない今の行政というのは、とてもじゃないけれども、これでもって、被害者は救済しない、加害企業を救済するという、そういう偏ったことをやるという今度の会社法制案の新規にあるこの条項を是非とも私は皆さんの力で阻止していただきたいと思っております。

連絡先　水俣病不知火患者会（会長・大石利生）
〒867-0045　熊本県水俣市桜井町2-2-20
電話　0966-62-7502
fax　0966-62-1154

見捨てられた水俣病患者たち——救済を待つ人びと

2015年6月10日　初版第1刷発行

著者——水俣病不知火患者会＋北岡秀郎
発行者——平田　勝
発行——花伝社
発売——共栄書房
〒101-0065　東京都千代田区西神田2-5-11出版輸送ビル2F
電話　03-3263-3813
FAX　03-3239-8272
E-mail　kadensha@muf.biglobe.ne.jp
URL　http://kadensha.net
振替——00140-6-59661
装幀——佐々木正見
印刷・製本—中央精版印刷株式会社

ISBN 978-4-7634-0741-2 C0036